口腔种植机器人手术

实战技巧与典型案例解析

徐淑兰 杨烁 主编

四川科学技术出版社

图书在版编目（CIP）数据

口腔种植机器人手术：实战技巧与典型案例解析 /
徐淑兰, 杨烁主编. -- 成都：四川科学技术出版社,
2024.2

ISBN 978-7-5727-1290-6

Ⅰ. ①口… Ⅱ. ①徐… ②杨… Ⅲ. ①机器人技术—
应用—种植牙—口腔外科学 Ⅳ. ① R782.12-39

中国国家版本馆 CIP 数据核字 (2024) 第 038609 号

口腔种植机器人手术　实战技巧与典型案例解析

徐淑兰　杨烁　主编

出 品 人　程佳月
策划组稿　罗小燕
责任编辑　周美池
装帧设计　书点文化
责任出版　欧晓春
出版发行　四川科学技术出版社
　　　　　成都市锦江区三色路 238 号　邮政编码　610023
　　　　　官方微博：http:// weibo. com/sckjcbs
　　　　　官方微信公众号：sckjcbs
　　　　　传真：028-86361756
成品尺寸　170mm × 240mm
印　　张　9.75　字　数　190 千
印　　刷　四川科德彩色数码科技有限公司
版　　次　2024 年 2 月第 1 版
印　　次　2024 年 2 月第 1 次印刷
定　　价　96.00 元

ISBN 978-7-5727-1290-6

邮　　购：成都市锦江区三色路 238 号新华之星 A 座 25 层　邮政编码：610023
电　　话：028-86361758

主编简介

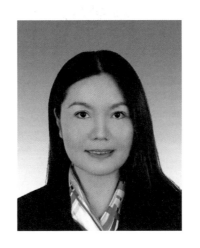

——— 徐淑兰 ———

徐淑兰，教授，主任医师，博士生导师，博士后合作导师。

南方医科大学口腔医院（广东省口腔医院）副院长。

广东省医学教育协会副会长，广东省牙病防治指导中心副主任。中华口腔医学会第六届口腔种植专业委员会副主任委员，中华口腔医学会第五届、第七届口腔种植专业委员会常务委员，广东省口腔疾病防治专家委员会主任委员，广东省医学教育协会口腔种植学专业委员会主任委员，广东省医师协会口腔医师分会副主任委员，广东省口腔医学会口腔种植专业委员会副主任委员，广东省临床医学学会牙种植学专业委员会副主任委员，广东省医学教育协会医药教师发展专业委员会副主任委员，广东省粤港澳合作促进会医药卫生大健康委员会常务副主任。广东省医学会医学鉴定专家库成员，广州市医学会医疗事故技术鉴定专家库专家成员，广东省口腔医学会第五届理事会常务理事，亚太区口腔种植协会常务理事。

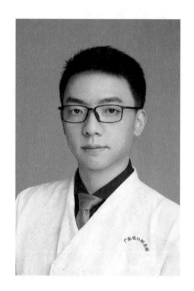

———— 杨 烁 ————

杨烁，主治医师。

中华口腔医学会口腔修复专业委员会专科会员，广东省医学教育协会口腔种植学专业委员会秘书，粤港澳台口腔种植高峰论坛秘书。主持省级等科学基金3项，参编、参译国内外著作3部，以第一作者或者通讯作者发表SCI及国内核心期刊论文10余篇。

编委会

主　编

徐淑兰（南方医科大学口腔医院）

杨　烁（南方医科大学口腔医院）

副主编

李　平（广州医科大学）　　　　　　李　安（南方医科大学口腔医院）

李少冰（南方医科大学口腔医院）　　陈　琼（南方医科大学口腔医院）

贠照强（南方医科大学）　　　　　　戴静桃（南方医科大学口腔医院）

林元凯（台北市牙科植体学学会）　　邓　珂（香港大学牙学院）

编　者

程　君（深圳大学）　　　　　　　　程鸣威（南方医科大学口腔医院）

陈家豪（南方医科大学珠江医院）　　刘　倩（南方医科大学口腔医院）

罗　轲（南方医科大学口腔医院）　　苏梓榆（南方医科大学口腔医院）

朱培君（南方医科大学口腔医院）　　朱元希（南方医科大学口腔医院）

钟定军（柏惠维康科技有限公司）　　徐顺聪（广州黑格智造信息科技有限公司）

本书由"基于口腔多模态的3D高精度打印技术的研究"［广东省基础与应用基础研究基金区域联合基金项目（重点项目）2021B1515120059］和"机器人辅助牙种植体植入术的临床应用"（南方医科大学口腔医院临床新技术项目NTP202204）资助。

序 一

数字化及人工智能技术的应用已经成为当今社会科技发展的一大热点，目前，已被广泛应用于社会各个领域并极大地推动了社会各行业的发展和进步。与社会各领域一样，数字化及人工智能技术的应用也极大地推动了口腔医学的进步与发展，其中，数字化种植外科使安全、精准、微创的种植目标得以实现，而口腔种植手术机器人的出现及应用则将口腔种植安全、精准、微创及流程规范化推向了又一新的高度。

口腔种植手术机器人的研究及临床应用是一个全新的研究领域，需要临床专家在应用中不断完善和改进。南方医科大学口腔医院徐淑兰团队在口腔种植的临床及基础理论上进行了长期深入的研究和探讨，《口腔种植机器人手术——实战技巧与典型案例解析》正是该团队在口腔种植领域最新发展中的研究和实践经验的总结。这本书记录了团队针对口腔种植机器人手术的研究体会和临床经验，对口腔种植机器人的发展、完善及同类研究和应用具有重要的借鉴和指导意义。

谨向广大同行推荐该书并向作者及团队致以由衷的祝贺。

周磊
2023 年 8 月

周磊　教授　博士生导师
泰康拜博医疗集团有限公司副总裁
国务院政府特殊津贴专家
中华口腔医学会口腔种植学专委会第四、第五届副主任委员
广东省民营协会会长

序 二

　　首先祝贺徐淑兰教授及其合作团队完成了《口腔种植机器人手术——实战技巧与典型案例解析》一书，它将为口腔种植机器人这一最新口腔数字化技术的临床应用提供理论和实践的参考，推动口腔种植机器人手术的普及。

　　众所周知，医疗手术的质量高度依赖医生的临床经验，而高水平手术治疗长期以来一直是我国广大人民群众对美好生活的需求之一。由于我国区域辽阔、人口众多，而高水平手术医生培养周期长，培养环境要求高，长期以来主要集中在经济发达地区，从而造成了我国医疗水平的区域性不均衡。医疗手术机器人是解决上述问题的有效方法之一，是医患双方的共同诉求，也是我国高科技行业多年的自主创新研发重点。

　　随着我国社会经济的发展及口腔种植技术和材料的快速进步，口腔种植已经成为牙齿缺失患者的首要治疗选择，可最大限度使患者恢复咀嚼功能及美观。目前口腔种植手术的主流方式有自由手种植、静态导板种植、动态导航种植和机器人种植。

　　随着口腔数字化技术的不断创新，机器人手术已经成为口腔种植学的一个重要突破点。机器人种植手术作为最新的辅助种植技术，其高自由度的机械臂可实现高精度的定位，可以更好地执行种植体植入路径规划，从而最大限度地帮助临床医生提高种植精度，减少手术创伤，目前已经受到越来越多的关注。口腔种植机器人手术的出现不仅提高了手术的精准性和可靠性，也为患者提供了更加舒适和高效的治疗体验。基于我国口腔种植的巨大需求，在科技人员的持续努力下，我国目前已有多款口腔种植机器人获得了国家的医疗器械注册证，可以在临床常规开展应用。当今社会，尤其是在我国，口腔医学事业正快速发展，随之而来的是对临床专业技能愈来愈高的要求。本书作为首部专注于口腔种植机器人手术的著作，无疑具有重要的学术及临床应用参考价值。

本书内容包括口腔种植手术机器人概述、原理和结构以及临床标准流程等，旨在为读者提供全面的理论指导，以期帮助读者更好地理解和掌握口腔种植机器人手术的知识体系，弥补了目前口腔种植教科书的空白。同时通过经典机器人种植手术案例的剖析（包括不翻瓣手术、窄间隙种植、即刻种植、上颌窦提升手术联合自体骨移植、上颌牙列双层皮质骨固位种植即刻修复、下颌牙列即刻种植修复及全牙弓机器人种植流程等），可以从临床实际应用中了解种植机器人手术在不同病例中的优势和挑战。本书分享了口腔种植机器人手术的实战技巧和经典案例解析，并对口腔种植机器人手术的现状与展望进行了分析，为读者提供了非常宝贵的新知识。

我由衷地感谢徐淑兰教授及其合作团队为我国口腔数字化发展所做的努力。口腔数字化的道路正如其他行业一样，随着技术的进步，正处于深刻的变革当中，而这也是我国实现弯道超车的机会。通过我们全体口腔人的共同研究和探索，相信我国口腔数字化的不断发展会为患者提供更加安全、精确和高质量的治疗服务，我国也必将成为全世界口腔数字化发展的一个新的引领者。

希望这本书能够被广大口腔科医生和学生们广泛阅读并喜爱，为他们的临床实践带来新的启发和突破，最终惠及普通民众，助力健康中国建设。

王勇

2023 年 8 月

王勇　教授级高级工程师

北京大学口腔医院　数字化研究中心主任

口腔生物材料和数字诊疗装备国家工程研究中心　总工程师

中华口腔医学会口腔医学计算机专委会　第三届主任委员

目 录
CONTENTS

第四章　口腔种植机器人手术病例

第五章　口腔种植机器人手术的现状与展望

第一章　口腔种植机器人概述

一、机器人手术技术的演变

机器人手术是指在医疗领域中使用机器人技术辅助或代替医生进行手术。其起源可以追溯到 20 世纪 50 年代，当时美国高科技公司 General Electric（GE）在进行核能研究时开发了第一个可编程的机械臂，用于处理放射性物质，这被认为是第一代机器人手术设备的雏形。从那时起，机器人手术不断发展和进步，包括硬件和软件方面的创新以及操作方式和控制系统的改进。在医学领域，机器人手术已经得到了广泛应用，并且随着科技发展和普及，也将会成为未来医疗领域的主流技术之一。机器人手术的演变可以分为三个阶段：早期探索阶段、技术成熟阶段和创新发展阶段。

1. 早期探索阶段（20 世纪 80 年代至 20 世纪 90 年代中期）

机器人手术的早期探索阶段可以追溯到 20 世纪 80 年代初。在这一时期，机器人技术开始被引入医疗领域进行手术操作，旨在解决传统手术所面临的局限性。在这个阶段，机器人手术的应用还处于非常初级的探索阶段，但是也为未来的发展奠定了基础。1985 年，美国加州大学圣何塞分校的一个研究团队首次引入机器人技术进行手术。这一手术由一台叫作 Probot 的机器人完成，它成功地切除了一位患者的肝脏组织，成为全球第一例无人干预的手术。此后，机器人技术开始在泌尿外科、妇产科、胸心外科等领域得到应用。在早期探索阶段，机器人系统还处于非商业化阶段，机器人系统体积较大、成本高昂，需要占用相当大的手术室空间，操作中还存在控制复杂等问题。然而，机器人手术的优势在于它可以提供更高的精度和更小的创伤。

2. 技术成熟阶段（20世纪90年代末至2005年）

随着技术的发展，机器人手术系统的体积和成本也得到了大幅降低。随着技术的进步，机器人手术进入了技术成熟阶段。1999年，Intuitive Surgical公司推出了第一个商用机器人手术系统——达芬奇手术机器人，标志着机器人手术进入了技术成熟阶段。达芬奇手术机器人由四个机械臂和一个立体成像摄像头组成。医生可以通过手柄控制器远程操纵机械臂进行手术操作。相比于传统的开放性手术和腹腔镜手术，机器人手术具有更小的创口、更少的组织损伤和更快的恢复时间。通过机器人手术，医生可以以更高的精度进行手术操作，从而减少手术后的并发症，如尿失禁等。然而，在技术成熟阶段，机器人手术仍然面临着一些挑战。首先，机器人系统的成本仍然相对较高，并且需要经过专业的培训才能使用。此外，机器人系统仍然存在体积较大，需要占用相当大的手术室空间，精度不够、控制复杂等问题。

机器人辅助技术在外科领域的里程碑见图1-1。

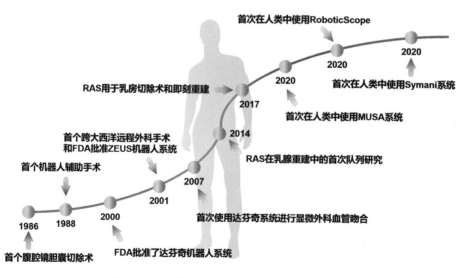

图1-1　机器人辅助技术在外科领域的里程碑

3. 创新发展阶段（2005 年以后）

在这一阶段，机器人技术得到了更广泛的应用，同时也迎来了更多的竞争者，推动着机器人手术系统的不断创新和升级。随着技术的进步，新型机器人手术系统在设计上更加灵活、智能化，在手术中具有更强的自主性和更高的精度。例如，Medtronic 公司的 Hugo 机器人通过增强现实和感知技术，可以帮助医生更好地定位和操作。Verb Surgical 公司的 Verb 机器人则结合了机器视觉和人工智能等技术，可以实现更快、更准确的手术操作。除了技术创新之外，机器人手术在应用领域上也在不断扩大。例如，机器人手术已经被应用于肝脏外科、心脏外科等领域的复杂手术。在这些领域，机器人手术可以提供更高的精度和更小的侵入性，从而减少手术后的并发症。然而，在创新发展阶段，机器人手术还面临着更多的挑战。例如，机器人手术系统仍然面临着成本过高、体积过大、操作复杂等问题，这些问题亟待解决。此外，由于机器人手术系统的使用依赖于医生的技能和经验，因此需要适当的培训和认证。

目前，机器人手术系统是指通过计算机技术、机械工程和传感器技术等多种技术手段来实现的一种自动手术技术。根据机器人臂的数量、控制方式、自主情况和应用领域等分类方式，可以更好地了解和评估不同类型的机器人手术系统的功能和优劣。

（1）在机械臂数量方面，单臂机器人手术系统通常只有一个机械臂，并通过附加设备，如相机、气腹灌注装置等来实现其他功能。多臂机器人手术系统则由两个或更多个机械臂组成，不同的机械臂可以同时完成不同的操作，提高了手术效率。

（2）在控制方式方面，直接操作和间接操作是两种常见的方式。直接操作是指医生亲自通过控制台或手柄来操纵机器人手臂完成手术。间接操作则是指医生设置预先编写好的程序，在手术过程中对机器人手臂进行远程遥控。两种方式各有优劣，直接操作可以提供更精细、更准确的控制，但需要医生在手术过程中长时间保持稳定的手部姿态；而间接操作可以减少医生的手部疲劳和颤抖，但无法像直接操作那样快速反应。

（3）在自主情况方面，半自主机器人手术系统需要医生对机器人手臂的每个动作进行精确的控制和操作，机器人手臂不能独立做出决策。全自主机器人手术系统具有更高的自主性，能够通过内置算法和传感器来做出某些决策，并执行相应的行动，减少医生的直接干预。然而，此类机器人手术系统仍需要医生在关键时刻进行干预或监督。

（4）在临床应用领域方面，不同的手术类型需要不同种类的机器人手术系统，因为它们需要不同的机械结构、传感器和算法来完成手术操作。例如，泌尿外科机器人手术系统通常具有较长的手臂、更小的工作端口和更高的精度；心脏外科机器人手术系统则需要具有快速响应能力和较小的误差率等特点。

二、机器人在口腔种植领域的应用

口腔种植手术是一种常见的牙齿缺失修复方法。由于口腔环境狭小而复杂，同时各个组织之间又紧密相连，传统口腔种植手术往往需要依靠外科医生的手部技能和视觉判断，操作难度大、风险较高。此外，传统手术存在位置偏差、角度不当等问题，导致手术后的效果不够理想。手动钻孔等人工干预也容易出现误差，增加了手术的风险和不确定性。为了解决这些问题，计算机辅助口腔种植技术应运而生。该技术利用数字化成像技术和计算机导航系统，可以精确地进行手术规划、导航和操作，从而提高手术的精确度和成功率，减少手术过程中的误差和风险。此外，计算机辅助口腔种植技术还能通过调整植入物的角度、深度、位置等参数，实现更加完美的种植效果，从而提高患者的舒适感和满意度。总之，计算机辅助口腔种植技术具有许多优点，正在成为口腔种植领域的新热点。这项技术无疑将带来更加准确和安全的手术过程，同时也会提高患者的治疗效果和改善患者的治疗体验。

2002年，Boesecke及其同事（Medical Intelligence, Schwabmuenchen, Germany）首次提出了机器人辅助口腔种植手术以减少误差的研究。该机器人系统的工作范围为700 mm，主要通过保持钻孔引导器协助外科医生进行种植骨突准备。他们报告了48例种植修复手术的研究结果，表明种植体根尖区域内误差范围为1~2 mm。2014年，一种带有6个自由度的自动化口腔种植机器人系统被推出。通过可基于体积分解的程序，该技术利用CT和计算机软件进行手术规划和操作，提高手术的准确性和精度，从而获得更可预测的结果和缩短手术时间。近年来，随着机器人技术的不断发展，机器人在口腔种植领域的应用越来越广泛，并呈现出不断发展的趋势。

机器人技术作为一种辅助技术，其主要技术特点与优势，包括：①自动化。种植机器人可以通过预先编程或实时控制来完成植入手术，减少了外科医生的操作难度和风险。②高精度。种植机器人通过使用3D成像技术、导航算法等高精度技术，实现对手术区域的精确定位和定向，从而提高手术精度和成功率。③安全性。通过自动化操作和实时监测技术，种植机器人可以减少手术中的误差和风险，避免手术过程中的意外情况出现。④可视化。种植机器人可以显示实时成像和操作界面，使外科医生更加直观地了解手术进程和结果。⑤灵活性。种植机器人具有多种功能模块和工具，可以根据不同的手术需求进行设置和调整，提高手术的适应性和灵活性。

在口腔种植机器人系统方面，目前已经有多款商业化的产品问世。2017年，美国Neocis公司研发的Yomi是第一个获得FDA批准的商用口腔种植机器人系统。作为一种半自主机器人，它具有以下特点：①微创操作。该系统采用无刀设计，通过机器人手臂进行微创操作，大大降低了手术创伤和出血风险，加快了患者康复。②精准定位。该系统可以自动精确定位种植位点，减少误差。操作过程中，机器人手臂可根据预先规划的路径进行导航，将种植体精确地放置到预定位点上。③随动手术。该系统可以动态调整手术计划并随时更改钻孔深度和角度，以适应手术实际情况，提高手术成功率。

图1-2为机器人手术设备和系统。

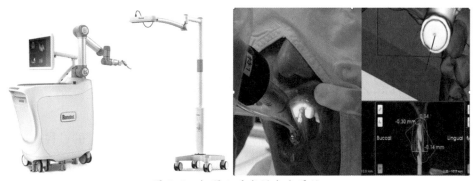

图1-2 机器人手术设备和系统

我国在口腔种植手术机器人技术的发展经历了多年的探索和研究。2017年，赵铱民教授及其团队首次成功应用自主式口腔种植手术机器人为1名女性完成了2颗缺失牙的即刻种植和修复，该手术仅用时1小时，效果良好。

这一突破性事件标志着口腔种植手术进入了机器人时代。随着技术的不断创新和完善，越来越多的口腔科医生开始尝试使用机器人进行手术。2021 年 3 月，国家药品监督管理局批准了第一台自主式机器人辅助手术系统（北京瑞医博）用于口腔种植手术，这是一个重要的里程碑。此后，徐淑兰教授及其团队通过回顾性研究证实，机器人辅助单颗种植体植入具备较高的精度，平均植入点误差和根尖点误差均在 0.8mm 以内，角度误差也控制在 1° 以内。这项研究结果显示，机器人对于角度偏差和轴向误差的控制是实现高精度的关键因素。显然，机器人技术在口腔种植手术中具有广阔的应用前景。通过数字化成像技术和计算机导航系统，机器人可以实现更加准确和安全的手术过程，提高手术的成功率和效率。

目前，机器人在口腔种植中的应用已经涵盖了预测性诊断、虚拟规划、手术导航、自主制备种植窝洞以及即刻修复等多个环节。通过机器人导航和触觉钻孔系统的引入，可以实现精准定位和切削力反馈，从而提高手术成功率，缩短手术时间和降低并发症风险。同时，机器人种植系统还具有自动化、高效化和标准化等优点，可以有效提高种植手术的质量和效率。随着机器人技术和口腔种植学科的不断发展，机器人种植系统将更加智能化和个性化。例如，机器人可以通过深度学习等技术来优化种植规划和手术方案，实现更准确、更快速的操作。同时，机器人还可以结合虚拟现实技术，让医生在操作中获得更真实、更直观的视觉和触觉体验。因此，机器人在口腔种植领域的应用前景十分广阔，具有很大的发展空间和潜力。

三、机器人手术的技术发展趋势

医疗机器人的发展和所有事物的发展规律一样，呈螺旋向上的过程。这期间会分成不同的阶段，分别代表不同的发展程度。一般来说，依据医疗机器人的自动化、智能化能力不同会分为以下六个不同的层级（见图 1-3）。

（1）0 级—没有自动化（No Autonomy）：在这个层级，机器人没有自主行动能力。它们需要完全依赖人类操作，并没有任何自动化功能。

（2）1 级—机器人辅助（Robot Assistance）：这个层级的机器人可以提供

辅助，但仍然需要人类的直接指导和控制。它们能完成一些简单的任务，但没有独立的思考能力。

（3）2级—任务自动化（Task Autonomy）：在这个阶段，机器人具备了一定的自主性和任务执行能力。它们可以自动执行特定的任务，但在复杂情况下仍需人类的监督和干预。

（4）3级—条件自动化（Conditional Autonomy）：在此层级，机器人能够在特定条件下自主执行任务，而无需人类持续监督。它们能够适应不同的环境，并做出一定程度的决策。

（5）4级—高度自动化（High Autonomy）：在这一阶段，机器人具备了高度的自主性和智能化能力。它们可以独立地执行复杂任务，并做出灵活的决策，虽然仍有部分限制，但减少了对人类的依赖。

（6）5级—完全自动化（Full Autonomy）：这个层级代表着机器人完全具备了自主性和智能化能力，可以在各种复杂环境下独立操作，无需人类干预。机器人将完全理解和应对各种情况，实现真正的自主操作。

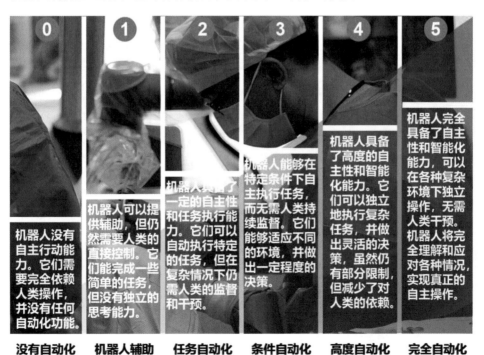

图 1-3　机器人手术发展的六个层级

这六个层级反映的是不同阶段医疗机器人的智能化程度。随着技术的进步和创新，医疗机器人正朝着更高的自动化和智能化发展。每一个层级的跨越都需要技术的创新和前一阶段大量数据和任务的支持。但不可否认的是，机器人手术将为医疗行业带来更多的便利和改善，为人类健康服务提供更高效和准确的支持，将成为未来现代化医院的主流方式。

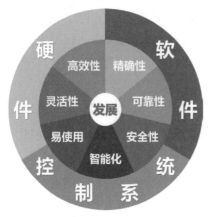

图 1-4　机器人手术技术的发展方向

机器人手术技术的发展涉及硬件、软件和控制系统三个方面的创新和改进（见图 1-4）。机器人手术系统的硬件是实现手术的物理工具，需要具有高精度、高可靠性、安全性等特点。随着技术的不断发展，机器人手术系统的硬件也在不断升级和完善。例如，新型机器人手术系统采用更加先进的传感器和执行器，可以提供更快、更稳定和更准确的操作；同时，更加智能化的设计让机器人手术系统更加灵活、可配置和易于使用。机器人手术系统的软件包括图像处理、路径规划、运动控制等多个方面，对手术操作的效果和安全性有重要影响。随着软件技术的不断发展，机器人手术系统的软件也在不断升级和完善。例如，利用人工智能技术，可以实现自动识别、自动分类等功能，从而大幅提高手术的效率和精度。机器人手术系统的操作方式和控制系统是实现手术操作的重要组成部分。在机器人手术技术的发展过程中，操作方式和控制系统也得到了不断改进和创新。通过引入远程操纵和自主操作等多种操作方式，可以大幅提高机器人手术系统的灵活性和适应性；同时，更加智能化的控制系统可以提供更加准确、可靠的运动控制和安全保护。

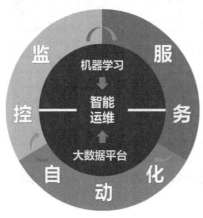

图 1-5　机器人手术技术的发展趋势

机器人手术技术的发展总体方向是实现更高的精度、更小的侵入性和更广泛的应用领域，发展趋势是越来越可以智能运维（见图 1-5）。首先，机器人手术技术需要实现更高的精度。随着机器人手术技术的不断发展，手术系统的硬件、软件和控制系统都得到了不断升级和完善，这使得机器人手术操作的精度逐渐提高。在未来，机器人手术系统可能会结合更加智能化的传感器和执行器等新型硬件设备，同时加强对手术过程中各种因素（如组织变形、血流影响等）的监测和控制，从而进一步提高手术精度。其次，机器人手术技术还需要实现更小的侵入性。机器人手术具有创伤小、恢复快等优点，在许多手术领域已经得到广泛应用。随着技术的进一步发展和改进，机器人手术系统有望进一步缩小手术切口，减少周围组织损伤，从而提高手术的安全性和病人的舒适度。最后，机器人手术技术还需要扩大应用领域。虽然机器人手术在许多领域已经得到广泛应用，但仍有一些领域尚未涉及。例如，在神经外科、眼科等领域，机器人手术的应用仍然相对较少。随着技术的不断发展和完善，机器人手术有望进一步扩大应用范围，为更多病人提供高质量的医疗服务。综上所述，机器人手术技术的发展总体方向是实现更高的精度、更小的侵入性和更广泛的应用领域。未来，机器人手术技术有望在各个方面实现更大的突破和进步，从而为口腔医学领域带来革命性的影响。

参考文献

[1] 陈圆圆，尼加提·吐尔逊. 口腔种植机器人的研究发展及应用现状[J]. 医学理论与实践,2023,36(9):1481-1483.

[2] AITZETMUELLER M M, KLIETZ M L, DERMIETZEL A F, et al. Robotic-Assisted Microsurgery and Its Future in Plastic Surgery[J]. Journal of clinical medicine,2022,11(12):3378.

[3] CARTER-TEMPLETON H, FRAZIER R M, Wu L, et al. Robotics in Nursing: A bibliometric analysis[J]. Journal of nursing scholarship,2018,50(6):582-589.

[4] 徐淑兰，李平. 机器人辅助口腔种植体植入术:机遇与挑战[J]. 中国口腔种植学杂志,2023,28(3):140-145.

[5] PETERS B S, ARMIJO P R, KRAUSE C, et al. Review of emerging surgical robotic.

technology[J].Surgical endoscopy and other interventional techniques,2018,32(4):1636-1655.

[6] PANESAR S, CAGLE Y, CHANDER D, et al. Artificial intelligence and the future of surgical robotics[J]. Annals of sur-

gery,2019,270(2):223-226.

[7] LANE T. A short history of robotic surgery ,A concise review of the use of robotic technology to enhance surgery [J]. Annals of the royal college of surgeons of England, 2018,100(6):5-7.

[8] ZHANG W, LI H, CUI L, et al. Research progress and development trend of surgical robot and surgical instrument arm[J]. International journal of medical robotics and computer assisted surgery,2021,17(5).

[9] CHEN C, XUE Y, XIE Z, et al. Robotic and Microro-botic tools for dental therapy[J]. Journal of healthcare engineering,2022,(2022).

[10] FENG Y, FAN J, TAO B, et al. An image-guided hybrid robot system for dental implant surgery[J]. International journal of computer assisted radiology and surgery, 2022,17(1):15-26.

[11] 吕培军，王勇，李国珍，等．机器人辅助全口义齿排牙系统的初步研究 [J]．中华口腔医学杂志，2001,36(2):58-61+86-87.

[12] SUN X, YOON Y, LI J, et al. Automated image-guided surgery for common and complex dental implants[J]. Journal of medical engineering & technology, 2014,38(5):251-259.

[13] HASHEM M, MOHAMMED M L, YOUSSEF A E. Improving the efficiency of dental implantation process using guided local search models and continuous time neural networks with robotic assistance[J]. IEEE Access, 2020,8:202755-202764.

[14] 陈江，宿玉成，沈国芳，等．口腔种植机器人临床应用的专家共识（第一版）[J]．中国口腔种植学杂志,2023,28(03):134-139.

[15] YANG S, CHEN J, LI A, et al. Accuracy of autonomous robotic surgery for single-tooth implant placement: A case series[J]. Journal of dentistry,2023,132.

[16] CHI C, SUN X, XUE N, et al. Recent progress in technologies for tactile sensors[J]. sensors, 2018,18(4).

[17] MONTERUBBIANESI R, TOSCO V, VITIELLO F, et al. Augmented, virtual and mixed reality in dentistry: A narrative review on the existing platforms and future challenges[J], applied

sciences-base,2022,12(2).

    [18] ATTANASIO A, SCAGLIONI B, MOMI E D, et al. Valdastri, Autonomy in surgical robotics[J]. Annual review of control robotics and autonomous systems,2021,4:651-679.

    [19] TROCCAZ J, DAGNINO G, YANG G Z, et al.Frontiers of medical robotics: from concept to systems to clinical translation[J]. annual review of biomedical engineering,2019,21:193-218.

第二章 口腔种植机器人手术的基础器材和设备

随着社会经济的发展和口腔种植技术、材料的发展进步，口腔种植已经成为牙齿缺失患者的首要的治疗选择，可以帮助患者解决因天然牙缺失造成的咀嚼及美学问题。种植技术自从 20 世纪 60 年代诞生以来，已经从单纯追求种植体的骨结合发展到现在追求种植支持修复义齿美学和功能的长期稳定。实现种植长期目标，首先要对种植体植入位点进行精准选择和准确把握。这包括两部分的要求：①良好的科学的治疗规划；②在实体中精准复现所作规划。其中第二点的要求就是精准种植的内核要求。

现在口腔种植手术的主流方式有：自由手种植、静态导板种植、动态导航种植和机器人种植。除了自由手种植之外，其他数字化种植方式都是由于科技发展、CBCT 的出现以及 3D 精准打印或者新手术设备的出现发展而来，统称为计算机辅助手术。计算机辅助手术的出现优化了种植手术的过程，准确模拟最终修复体的形态位置，以此反推最佳的种植位点。这种以修复为导向的种植路径，降低了美学和远期修复的并发症率，提高了患者接受度和满意度。与其他种植方式相比，机器人种植作为最新的辅助种植设备，由于其机械手臂的高精度的可控性，结合了静态导板的物理约束和动态导航的灵活性，可以更好地执行种植体植入路径规划，种植过程实现可视化，最大限度地帮助临床医生提高种植精度，减少手术创伤，因此受到越来越多的学者的研究和关注。

一、口腔种植机器人手术的原理

当谈论未来医学时，机器人手术通常是不可避免的话题之一。机器人手术工作的原理是怎么样的？如何利用机械手臂来实现高精度的手术操作？这就需要借鉴我们平时日常生活当中最常见的一种活动——自动驾驶。

如果将机器人手术与现代汽车技术中的导航和自动驾驶进行类比就会发现，两者之间存在一些共性。首先，两者都采用了可靠的软件和硬件来实现自动化。自动驾驶车辆使用了雷达和相机等传感器，这些传感器能够实时监测车辆周围的环境并作出响应。机器人手术通常使用高分辨率的摄像机和其他传感器，如光学传感器或者其他视觉传感器来实时监视手术区域，能够精确地捕捉人体组织的微小变化。这相当于机器人的眼睛。

机器人辅助手术和汽车自动驾驶见图 2-1。

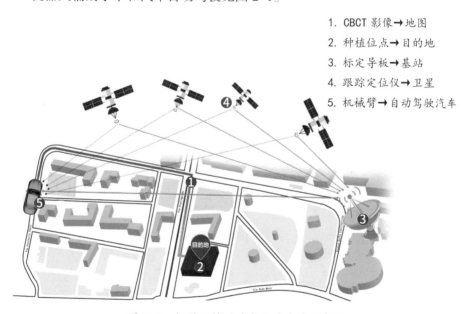

1. CBCT 影像➡地图
2. 种植位点➡目的地
3. 标定导板➡基站
4. 跟踪定位仪➡卫星
5. 机械臂➡自动驾驶汽车

图 2-1　机器人辅助手术和汽车自动驾驶

其次，自动驾驶使用了卫星信号和地图数据，使得车辆能够实现准确的导航路线规划和路径选择。机器人手术的信息采集在手术过程中发挥了关键作用，使得医生可以使用机器人来进行手术。因此对术前的信息，如 CBCT 或者口扫、面扫等数据，进行全面且精确的采集是机器人手术的必要环节。这是整个手术的大脑中枢。

此外，两者都强调自适应性和精确性。自动驾驶需要根据实时交通状况和路线信息进行实时调整，以保证车辆的精准导航和时间效率。机器人手术主要是利用机械手臂的精确位置操控，借助高级算法和人工智能技术来实现自适应操作，自动调整力度和运动点，可以保持最佳手术效果，这相当于手的存在。

正是由于这些"黑科技"的存在，医疗活动中很多行为和操作能被各类传感器感知，并实现量化监控，真正帮助医生实现精准可控。随着科技的进一步发展，机器人手术也将和自动驾驶技术一样，成为我们未来生活和工作当中的一部分。

二、口腔种植手术机器人的组成结构

口腔种植手术机器人的组成结构和人面对事物处理的反应条件基本一样，主要组成部分包括"眼"——跟踪定位仪、"脑"——机器人手术软件和"手"——机械臂三个主体，这三部分分别对应的是信息接受、信息处理和动作实施。口腔种植手术机器人的组成结构通过类似人的眼、脑和手来模拟医生的操作。但

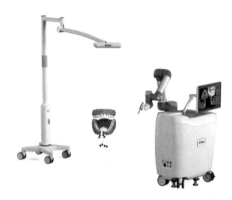

图 2-2　口腔种植手术机器人的组成

是机器人操作手术和人操作不同，是同时在虚拟和现实的两个维度空间上进行处理和实施（如图 2-2 所示）。

（一）"眼"——跟踪定位仪

跟踪定位仪是机器人种植手术的视觉系统，包含若干数量的摄像头。现在根据其工作原理的不同，可分为可见光摄像头和红外摄像头所构成的视觉系统。在手术过程中，跟踪定位仪通过实时识别患者配戴的牙科种植手术定位件（又称标定导板），具有跟踪和定位功能。跟踪定位仪可以通过识别种植手术定位件来锁定患者

位姿，并将患者的实时位姿信息传输到"脑"手术导航定位软件。

通过"眼"来识别和对应定位虚拟和现实的二元空间，是实现整个机器人手术流程的关键，这就需要在患者牙齿或颌骨上佩戴标定导板来实现高匹配度、高精准度的二元空间的信息转换。该软件会识别物品和患者位置信息，实时监控其运动姿态，同时也会根据数字化数据（包括 CBCT 上的种植规划信息）实时生成机械臂控制指令，监控机械臂的运动姿态和位置，由机械臂实现精准的口腔手术定位。

本书主要病例所采用的设备是跟踪定位仪，采用可毫秒级频次刷屏的可见光摄像头，实时精准识别标定导板所在的精准位置，从而计算出患者的位置以及机械臂的位置。通过软件换算，引导机械臂计算其轨迹和动作。

手术开始之前对患者及机械臂注册配准。通过跟踪定位仪对标定导板及钻头标定板的识别，完成软件内医学影像坐标系与患者真实物理坐标系的精准匹配。在这个过程中，虽然不同的机器人公司会采用不同的设备来完成，包括可见光摄像头或者红外线摄像头，但是口腔种植机器人光学识别的基本技术路径是一致的，都是通过识别标定导板来作为现实世界和虚拟世界的沟通媒介。见图 2-3 至图 2-5。

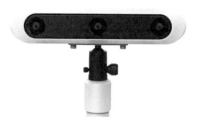

图 2-3　带多目可见光摄像头的跟踪定位仪

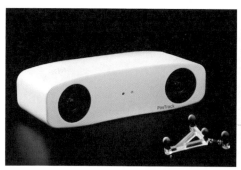

图 2-4　红外摄像跟踪定位仪

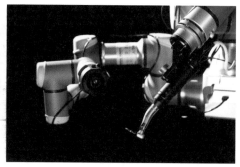

图 2-5　光学跟踪定位仪引导监控种植手机运动

让机器人实现精准的手术操作的第一步就是要让机器人的摄像头精准识别到现实物体。高精度的口腔机器人种植手术效果的实现，需要在计算机空间中构建与现实空间中完全一致的虚拟空间，从而将世界坐标系和现实坐标系实时对应统一。实现两个坐标系的实时对应，这里就必须详细描述连接现实世界和计算机世界的桥梁——标定导板。

通常计算机识别标定导板的方式可以分为：可见光识别、红外识别、磁性识别等。以本书中所提到的瑞医博口腔种植机器人为例，其识别原理为在瑞医博口腔种植机器人专用的标定导板的口内连接结构中立体分布放置多颗放射显影磁珠，跟踪定位仪识别到标定导板黑白块即识别到所有磁珠，通过将影像中磁珠位置与其在计算机软件中相匹配，识别其所在牙列和植体位置。

根据临床缺牙区的不同情况，如牙列缺损和牙列缺失、缺牙区域以及缺牙区邻牙情况，选择不同的光学标定导板，通常包括：牙支持式通用标定导板、黏膜支持式标定导板和混合支持式标定导板。

1. 牙支持式通用标定导板

牙支持式通用标定导板，由牙支持式固位基托、带显影磁珠的基托外表面以及连接杆和其上的黑白格光学标定板构成。适用于小范围缺牙或者局部缺牙，缺牙区域周围最少有 3 颗稳定的天然牙作为固定标记物的基牙。可根据需要种植的位点上下左右的不同选择使用适用于各象限的标定导板。见图 2-6、图 2-7。

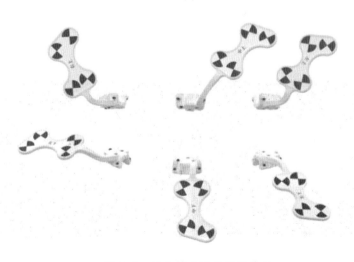

图 2-6 牙支持式通用标定导板

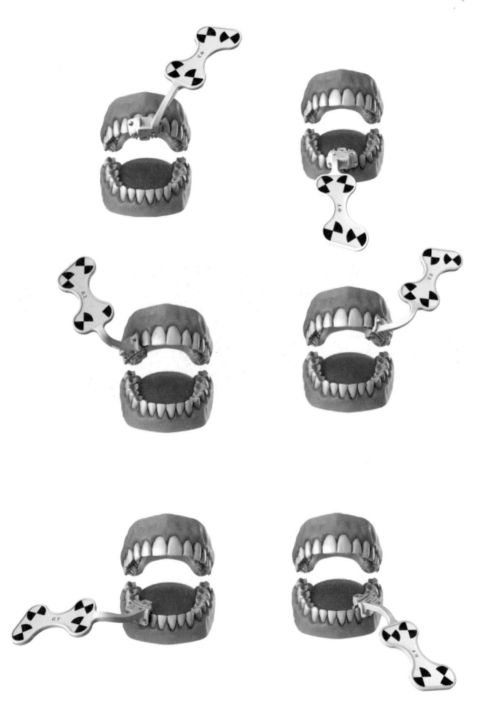

图 2-7　牙支持式标定导板安装示意图

安装方式：借助临时冠材料将标定导板固定在距离种植区域最少2个牙位外的基牙上。擦干基托槽内并粘贴对应牙位。手握标定导板U型槽先模拟试戴，确保一次佩戴成功在基牙周围以及定位板基托内侧充分填充3M临时冠材料，完全包裹目标牙位。临时冠材料速凝过程中无位移，可用湿棉签去除多余固定材料。

需要注意的是，安装标定导板的过程中，全程要避免用力按压，以免材料轻微形变。牙周炎患者或牙缝较大患者应先用棉球填充牙间隙，防止临时冠唇舌侧粘连无法拆除；如果患者是义齿牙冠，考虑用牙龈保护剂先涂一层再光固化，术后磨除临时冠材料。如碰到有正畸托槽的患者，可以先使用正畸保护蜡充填倒凹区域，再用临时冠材料固定标定导板。见图2-8。

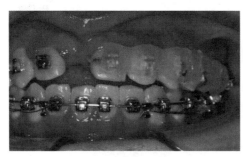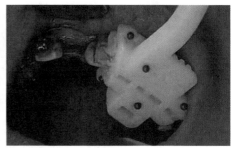

图 2-8　正畸患者固定标定导板

2. 黏膜支持式标定导板

黏膜支持式标定导板（图2-9），通常为提前定制，以树脂材料3D打印制成，通常有两部分：一部分是有咬合记录的基托，用来辅助预制标定导板在口内准确就位；另外一部分是由中空式黏膜支持式固位基托、显影磁珠、固位钉孔以及连接杆和其上的黑白格光学标定板构成的标定导板。其适用于无牙颌、单颌大范围缺牙或者预留基牙有金属阻射影像的病例。

通过在口外或口内将带有咬合记录的基托与预制标定导板组合在一起。在口内紧贴面膜放置后，通过对合牙齿的咬合帮助固定预制标定导板。利用固位钉钻针工具，在局麻下钻孔，并且通过固位钉将标记物稳定地固定在颌骨上。

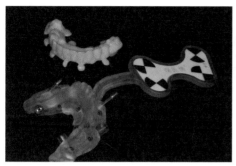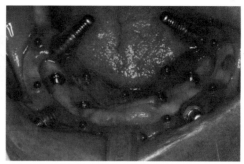

图 2-9 黏膜支持式标定导板

3. 混合支持式标定导板

标定导板是基于患者口内有少数稳定的用于固定的牙齿或者种植体来辅助进行固位的，通常用于多牙缺失或者无牙颌种植。其由于有坚强支撑，能更精准地实现标定导板的固位和稳定。其制作和安装方式基本类似于黏膜支持式标定导板。见图 2-10、图 2-11。

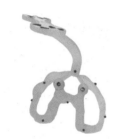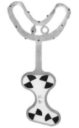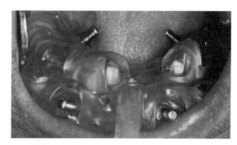

图 2-10 "种植体＋黏膜"混合支持式标定导板

图 2-11 "天然牙＋黏膜"混合支持式标定导板

在完成计算机视觉对于患者的识别之后，需要注册标定种植手机和调整机器臂姿态。种植手机位置作为机械臂的工作端也需要被跟踪定位仪进行初始识别。这就需要安装标定板来识别种植手机的位置，通过计算六个位置的空间距离后，可以在世界坐标系中构建种植手机的位置。之后在去除标定板之后，可以通

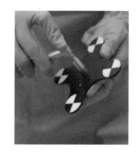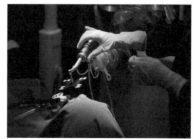

图 2-12 种植手机的注册标定

过机械臂的位移数据的反馈，使得计算机在没有利用视觉实时识别种植手机的情况下，能在计算机中准确反映出其位置信息。见图 2-12。

（二）"脑"——机器人手术软件

指的是口腔机器人内的计算机软件以及实施平台，现在多数集成在口腔机器人的系统集成车内。计算机为手术导航软件提供运行环境，同时联接机械臂和跟踪定位仪。手术导航软件运行在计算机内，是产品的人机交互节点。机器人软件支持创建病历，患者医学影像读取，颌骨、牙齿、上颌窦、神经管等组织的 AI 自动分割，修复体设计，种植位点和路径规划，钻针顺序及下钻方式规划等。

机器人软件也可以对接受电脑对于光学设备所采集到的影像信息进行处理和分析，采集机械臂和跟踪定位仪的数据，计算多坐标空间的映射转换关系；控制机械臂运动，做出指令来引导机械臂实施动作，完成种植手术的各类操作。

常规口腔种植机器人手术软件包含病例管理、信息处理、手术规划、手术注册、机器人手术、术后验证等功能模块。随着人工智能的进一步发展，在软件平台下，医生可以进行医学影像处理、融合、修复体设计及手术路径规划的载体支持多条种植路径规划，模拟并实现手术规划，术后支持影像融合，将术后影像与术前影像拟合后精度的计算，自动计算种植误差并生成患者个性化种植报告。

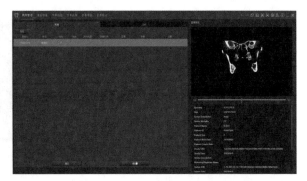

图 2-13 病例管理模块

（1）病例管理模块。主要实现新建病例、DICOM 影像 / 口扫等数据导入及预览、历史病例管理功能，历史标签内可以搜索、删除相应病例及影像记录。见图 2-13。

（2）信息处理模块。包含 AI 智能分割功能及导板设计功能，在完成种植相关影像信息导入之后，软件可以分别实现牙齿、颌骨、神经管、上颌窦的 AI 自动分割，并提供多样的分割工具及分割列表供管理。导板模块可实现三维模型的导入及处理、基础图元添加、整体平滑等功能，可用于无牙颌标定导板个性化设计。见图 2-14、图 2-15。

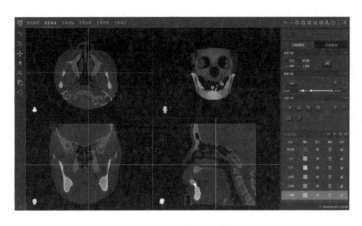

图 2-14　信息处理模块

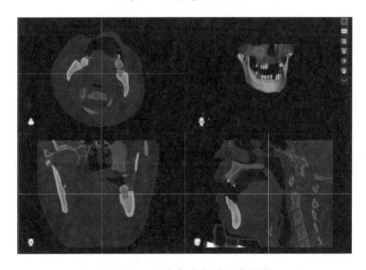

图 2-15　软件自动分割影像结构

（3）手术规划模块。完成规划影像 / 口扫文件的导入、融合、管理，规划植体及牙冠等操作，在二维及三维视图中可以针对已放置的植体位置进行观察调整。若医生在术前已制订了手术计划，只需将手术当天患者佩戴标定导板扫描的 CBCT 影像导入机器人软件系统，并与规划病历融合，即可将规划的植体坐标转换至标定导板坐标系下。借助植体列表中的功能按钮，可以实现不同牙位植体类型选择、摆放及调整；借助牙冠列表中的功能按钮，则可以实现不同牙冠类型的选择、摆放及调整。分割列表中可针对导入的口扫、AI 分割的颌骨、牙齿、上颌窦、神经管等组织影像进行管理和编辑。见图 2-16 至图 2-18。

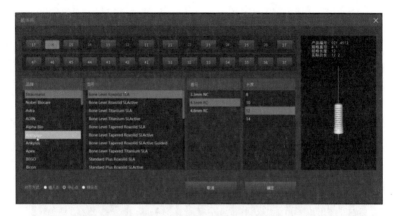

图 2-16　手术规划模块　a. 种植体数据库

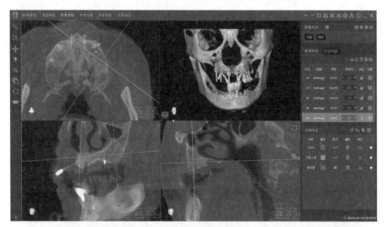

图 2-16　手术规划模块　b. 模拟种植体放置

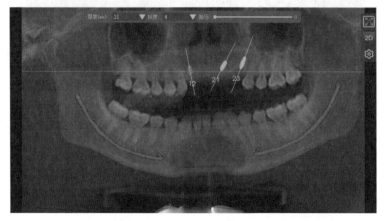

图 2-17　机器人软件分割解剖结构以及规划种植位点

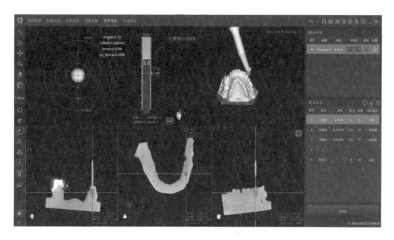

图 2-18 机器人软件模拟种植

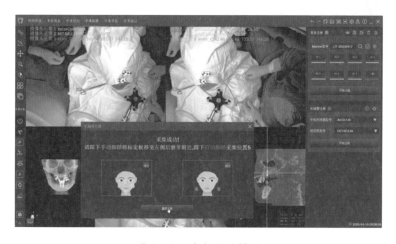

图 2-19 手术注册模块

（4）手术注册模块。即通过跟踪定位仪建立图像空间与机械臂空间的转换关系，以使机械臂按照软件中的规划靶点路径到达定位位置，包含患者注册和机械臂注册两个步骤。患者注册需要导入标定导板所对应的参数文件，软件自动在影像上提取 7 个磁珠，跟踪定位仪识别画面中对应的标定导板，即可完成患者注册步骤。机械臂注册需要选择配套手机夹持器及钻头标定板型号后，按照软件提示步骤完成 6 个位置的数据采集，确认注册精度后，机械臂注册完成。见图 2-19。

（5）机器人手术。它是指通过控制机械臂完成对规划牙位的定位、备洞及种植体植入过程。完成手术注册以后，切换至手术导航界面，该界面由五视图及植体列表、钻头信息列表组成。整个机器人手术过程可以通过屏幕界面监督操作。见图2-20。

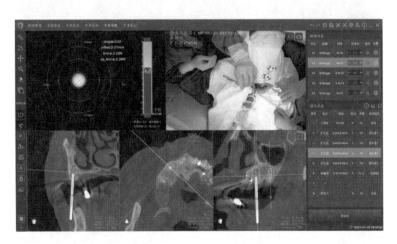

图 2-20　手术导航模块

左上角视图中心靶环代表自动校准区，最大半径为15 mm，当机械臂针尖点到达此区任一位置后，踩下自动脚踏，机械臂可自动校准至靶心，即校准位；右侧纵向进度条代表植入的目标深度，开始手术后，进度条将实时显示针尖点与目标深度的位置关系。

右上角图标中：① angle 代表钻针与目标位置的角度偏差；② offset 代表针尖与目标位置的横向距离；③ force 代表机械臂末端感知到的合力的大小；④ y-force 代表机械臂末端感知到的侧向力的大小。

（6）术后验证模块。它是将术前规划和术后 CBCT 影像自动提取的植体轮廓进行融合对比，计算出手术植入误差。手术验证包括植入术后 CT 影像和数据分析两个板块，分别实现不同类型影像的导入融合以及精度数据的分析呈现。若需要详细的误差分析报告，点击数据分析右侧导出图标，即可导出种植误差分析报告，报告中含有种植牙位、角度偏差、植入点总偏差，横向偏差、深度偏差，根尖点总偏差、横向偏差、深度偏差等信息。见图2-21、图2-22。

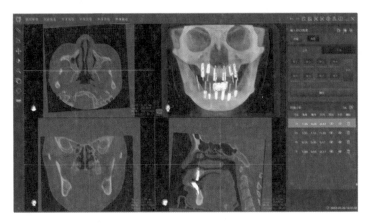

图 2-21　手术验证模块

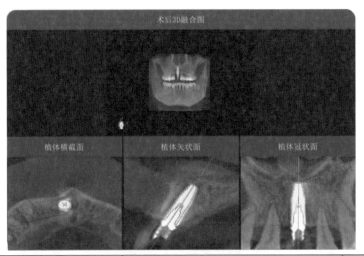

牙位	品牌	型号	规格（mm）
11	Straumann	Bone Level Tapered Roxolid SLActive	4.1*14
植入点偏差（mm）	总偏差	横向偏差	深度偏差
	0.11	0.11	-0.02
理想值（mm）	＜2.00	＜1.00	＜1.00
根尖点偏差（mm）	总偏差	横向偏差	深度偏差
	0.18	0.18	-0.02
理想值（mm）	＜2.00	＜1.00	＜1.00
角度偏差（°）	0.29		
理想值（°）	＜5.00		
温馨提示：此报告仅供参考和学术研究使用，无法完全避免和解决影像质量、图像融合、术后轮廓提取等问题，故应以医生术后实际观察到的植体位置为准。			

图 2-22　术后精度分析报告

（三）"手"——机械臂及前端夹具

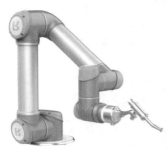

图 2-23　六轴机械臂

它是指口腔机器人的执行机构，从台车上伸出的串联机械结构如医生的手臂，夹持牙科手机，通过"脑"和"眼"的控制，实现种植位点的定位与备洞等功能。现市面口腔用手术机器人多采用 6 个自由度协作式机械臂。对比传统工业机械臂有着自重轻、体积小、惯量小、人机协同性高等特点，避免给患者带来恐惧。机械臂的精准定位和柔顺力控等功能使手术更简单、更精准。见图 2-23。

口腔手术机器人使用激光跟踪仪优化的运动学参数，将绝对定位精度优化到 0.3 mm 以内，保证了静态定位和直线的准确性。同时配合"眼"的定位数据，实时跟踪患者位姿，使"手"跟着患者移动，实现手眼同步。此外，机械臂控制器采用每秒 500 次的刷新频率控制"手"的位置，保证跟随患者移动时的同步性。见图 2-24。

机械臂末端搭载的六维力矩传感器可以将末端受力情况精确传给"脑"，丰富反馈信息。其主要作用有两点：其一，医生在手术时，握持手机就可以牵引机械臂移动，与自由手习惯类似。不仅如此，在特定应用场景下，可以锁定某几个自由度，实现

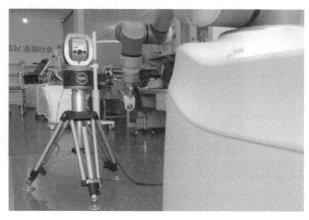

图 2-24　FARO 激光跟踪仪优化机械臂运动学参数

如空间中定点的绕钻针轴向旋转，体验四两拨千斤的感觉。其二，在机器人备洞的过程中，可以得到钻针末端各个方向的受力情况，实现类似医生"手感"的功能。例如，在轴向受力很大的情况下，可以分析出骨密度较硬，需降低下行速度或提拉以避免骨灼伤、细胞坏死的情况发生。见图 2-25 至图 2-27。

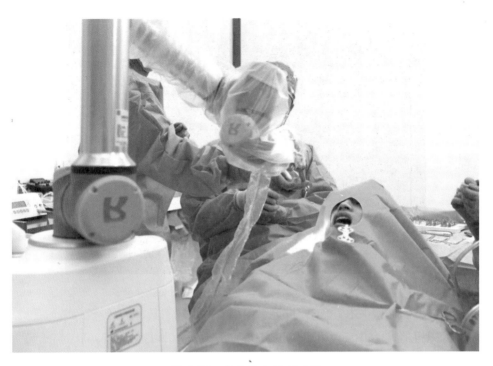

图 2-25 术中轴向调整功能

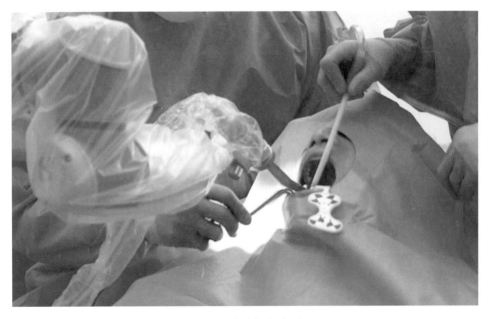

图 2-26 机械臂控制自动下钻

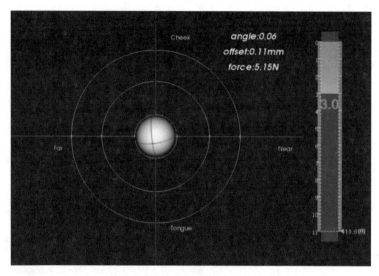

图 2-27　下钻过程中机械臂对力的感知和软件显示

　　针对不同类型手术，可创新设计不同形态的末端工具，进一步搭载增速手机、超声骨刀等器械，并实现手术过程中快速拆装，术后可拆卸进行高温高压无菌消毒，方便下次手术使用。见图 2-28。

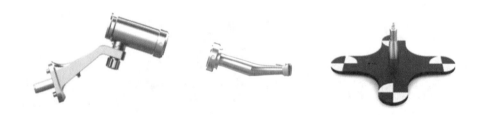

图 2-28　机械臂末端相关配件

　　总体而言，口腔种植机器人技术是一项综合机械、电子、计算机和医学等多学科的高新技术。这项技术通过精密的术前计划、智能的机器人导航以及高精度的操作，实现了对口腔种植体植入过程的全面控制。

三、口腔种植机器人的商业品牌介绍

1. Yomi 口腔种植机器人

国际上最早的口腔种植机器人手术由德国海德堡大学研究人员于 2001 年完成，手术使用的机器人系统的机械臂和导航软件分别由两家德国公司提供，以实现对种植手机的导航定位、种植窝洞的制备及种植体的植入。2017 年，美国 Neocis 公司研发的 Yomi 口腔种植机器人获得 FDA 批准上市。

美国 Yomi 使用触觉机器人引导，是一种计算机化的导航系统，旨在为牙科植入手术的计划（术前）和手术（术中）阶段提供帮助。它通过提供软件来预计划牙科植入程序，然后在手术过程中对手术器械进行导航指导，以准确执行手术计划，从而将种植手术的精度提升到一个新的水平。

Yomi 种植机器人采用接触式连接导航，患者佩戴专用标志物与被动引导臂物理连接，移动引导臂位置可以实时提供患者位移信息并反馈给计算机，进而命令主动机械臂进行下钻定位及患者实时跟随。Yomi 可用于非翻瓣种植牙手术，可以加快手术速度，加快康复速度，并减轻患者的疼痛。

但是，Yomi 种植机器人也存在缺点，与可见光跟踪导航技术路线相比，接触式系统整体误差更大。Yomi 种植机器人引导臂与牙列之间为刚性连接，标志物体积更大，患者位移时，受牵拉易导致形变产生误差，操作体验感有更大的提升空间。

2. 瑞医博口腔手术机器人

北京柏惠维康科技股份有限公司创立于 2010 年，是专业从事手术机器人的高新技术企业。它在国内最早开展手术机器人技术研究，完成机器人辅助立体定向手术和机器人辅助远程手术，曾荣获国家科学技术进步二等奖、北京市科技进步一等奖，获得机器人领域各项相关专利百余项。

瑞医博口腔手术机器人于 2021 年 3 月取得国内首款口腔手术机器人 NMPA 注册证（图 2-29）。该产品借助自主研发的软件和算法、独立的光学跟踪导航系统、自动识别的无创标志物及"脑""眼""手"完美配合，辅助临床医生微创、精准、高效、安全地完成口腔种植手术，精度误差控制在1°和0.5 mm以内，可广泛应用于全牙列单颗及多颗种植、即刻种植、即刻修复、全口无牙颌种植、根尖手术、正畸支抗钉植入、埋伏牙开窗、腭中缝劈开等术式。通过机器人辅助手术能够提高专家手术效率，缩短年轻医生练习期学习曲线，降低手术对

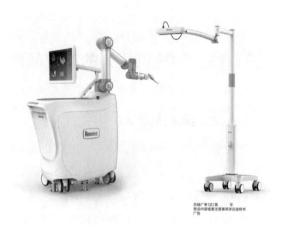

图2-29　瑞医博口腔手术机器人

医生临床经验的依赖度，同时支持远程手术，助力优质医疗资源充分下沉。该公司研发出随动功能，跟踪定位仪以每分钟1 000次的频率实时捕捉患者位置，监测位移达到0.1 mm，即使患者术中出现位移，机器人也始终能够锁定靶点和路径，顺利完成手术。

3. 雅客智慧口腔种植机器人

2021年，雅客智慧(北京)科技有限公司的口腔种植机器人取得三类医疗器械许可证。雅客智慧口腔数字化软件"DentalNavi"于2022年7月取得北京市药品监督管理局二类医疗器械注册证，包含完成种植手术所需要的所有软件模块，包括患者信息管理系统模块、手术规划设计模块、种植手术操作导航模块、术后精度评估模块。目前拥有多项自主知识产权和国际专利部署。

雅客智慧口腔种植机器人手术系统具备高性能传感器，采用红外定位，不受外界环境影响，视觉定位精度可达0.09 mm。该产品需配套个性化定制标志物，通过特定的红外追踪点，快速识别和响应，减少患者佩戴时存在的移位误差。该型机器人机械臂末端受力形变时计算机实时补偿，可以自动提拉，灵活拖动。早期设备要求患者手术期间全程佩戴开口器，医生站姿完成手术，舒适度方面有所降低。见图2-30。

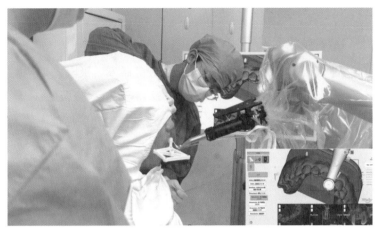

图 2-30　雅客智慧口腔种植机器人

4. 舍成朗月口腔种植机器人

2022 年 9 月，上海舍成医疗器械有限公司的朗月口腔种植机器人成为国内第三家获批产品。

舍成朗月口腔种植机器人采用和其他国内口腔种植机器人厂家不一样的双机械臂设计，一个机械臂搭载光学定位模块，另一个机械臂夹持种植手机，实现光学定位模块与种植手机之间的高精度位置与姿态实时感知，因而该机器人在手术前无须通过标定的方式确定机械臂与光学定位装置之间的位置关系，也可在术中随时调整机械臂姿态，不影响手术的进行。这是该型机器人的一大亮点。见图 2-31。

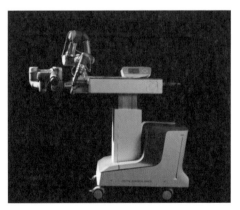

图 2-31　舍成朗月口腔种植机器人

舍成朗月口腔种植机器人临床手术报告显示的平均位置精度为 0.5 mm，角度精度在 1° 以内。同时其采用红外摄像头进行监控和导航，该视觉装置近距离定位跟踪 10~30 cm 距离的目标，具备 80° 张角视野角度。该视觉装置通过机械臂的抓持，从水平向实现对手术位置的摄影与定位追踪，减少医生体位对视觉定位装置的遮挡。

5. 其他口腔种植机器人

其他口腔种植机器人还有迪凯尔口腔种植机器人、极限人工智能口腔种植机器人和柳叶刀口腔种植机器人等。截至 2023 年 12 月，已经有 7 款国产口腔种植机器人取得我国上市批准（见表 2-1）。这一数据在全球范围内遥遥领先。这 7 款口腔种植机器人均为我国重点高校和口腔单位共同承担研发和测试的，在技术上有创新和突破，在口腔种植的应用领域提供创新的解决方案，实现技术路线的国产化。随着我国口腔种植机器人医疗产业的繁荣发展和技术进步，未来一定会在全世界引领潮流。

表 2-1　国内获批口腔种植机器人设备（截至 2023 年 12 月）

1	国械注准 20213010215	北京柏惠维康科技股份有限公司
2	国械注准 20213010713	雅客智慧（北京）科技有限公司
3	国械注准 20223011176	上海舍成医疗器械有限公司
4	国械注准 20233010008	极限人工智能有限公司
5	国械注准 20233010969	苏州迪凯尔医疗科技有限公司
6	国械注准 20233011444	杭州键嘉医疗科技股份有限公司
7	国械注准 20233011593	四川锋准机器人科技有限公司

口腔种植机器人的本质是利用光学设备监控引导机械手臂，按照既定程序完成种植窝洞的预备和种植体的放置。现有市面上的设备已经能满足口腔种植的基本需求，甚至可以完成无牙颌种植和上颌窦种植等复杂种植手术，但是就总体而言，当前设备的智能化和人性化程度仍有待提升，对医生的能力水平和患者的配合程度有较高的要求。相信未来在医务工作者和科技工作者的共同努力下，下一代口腔种植机器人的智能性、可操纵性会得到更大提升，对口腔种植的感知度和流程反馈会更加贴近真实和实时，智能化程度也会更高更好，从真正意义上做到类似人，甚至是超越人。

参考文献

[1] YIMARJ P, SUBBALEKHA K, DHANESUAN K, et al. Comparison of the accuracy of implant position for two-implants supported fixed dental prosthesis using static and dynamic computer-assisted implant surgery: A randomized controlled clinical trial[J]. Clin implant dent relat res, 2022, 22(6): 672-678.

[2] D'HAESE J, ACKHURST J, WISMEIJER D, et al. Current state of the art of computer-guided implant surgery[J]. Periodontol, 2017, 73(1): 121-133.

[3] ANGKAEW C, SERICHETAPHONGSE P, KRISDAPONG S, et al. Oral health-related quality of life and esthetic outcome in single anterior maxillary implants[J]. Clin oral implants Res, 2017, 28(9): 1089-1096.

[4] LI Z, XIE R, BAI S, et al. Implant placement with an autonomous dental implant robot: a clinical report [J]. The Journal of prosthetic dentistry, 2023.

[5] JIA S, WANG G, ZHAO Y, et al. Accuracy of an autonomous dental implant robotic system versus static guide-assisted implant surgery: A retrospective clinical study[J]. The Journal of prosthetic dentistry, 2023.

[6] THOME G, CALDAS W, BERNARDES S R, et al. Implant and prosthesis survival rates of full-arch immediate prostheses supported by implants with and without bicortical anchorage: Up to 2 years of follow-up retrospective study[J]. Clinical oral implants research, 2021, 32(1): 37-43.

[7] YOTPIBULWONG T, ARUNJAROENSUK S, KABOOSAYA B, et al. Accuracy of implant placement with a combined use of static and dynamic computer-assisted implant surgery in single tooth space: A randomized controlled trial[J]. Clincal oral implants research, 2023, 34(4): 330-341.

[8] ZHAO Y, LIAO Y, WU X, et al. Effect of the number and

distribution of fiducial markers on the accuracy of robot-guid-
ed implant surgery in edentulous mandibular arches: An in vitro
study[J]. Journal of dentistry, 2023, 134.

[9] CHEN W, AL-TAEZI K A, CHU C H, et al. Accuracy of dental
implant placement with a robotic system in partially edentulous
patients: A prospective, single-arm clinical trial[J]. Clincal
oral implants research, 2023, 34(7): 707-718.

[10] YANG S, CHEN J, LI A, et al. Accuracy of autonomous
robotic surgery for single-tooth implant placement: A case se-
ries[J]. Journal of dentistry, 2023, 132.

[11] LI C, WANG M, DENG H, et al. Autonomous robotic sur-
gery for zygomatic implant placement and immediately loaded im-
plant-supported full-arch prosthesis: a preliminary research[J].
The Journal of prosthetic dentistry, 2023(1).

[12] TAO L, HUANG W, WANG F, et al. Accuracy of dental im-
plant placement in fully edentulous patients using a dynamic
navigation system[J]. Journal of Shanghai Jiao Tong University
(Medical Science), 2022, 42(9): 1353-1360.

[13] LIU Q, LIU Y, CHEN D, et al. Placement accuracy and
primary stability of implants in the esthetic zone using dy-
namic and static computer-assisted navigation: A retrospective
case-control study[J]. Journal of prosthetic dentistry, 2022.

[14] WU Y, WANG F, FAN S, et al. Robotics in Den-
tal Implantology[J]. Oral and Maxillofacial Surgery Clin-
ics, 2019, 31(3): 513-518.

[15] SUN T M, LAN T H, PAN C Y, et al. Dental implant navi-
gation system guide the surgery future[J]. Kaohsiung journal of
medical sciences, 2018, 34(1): 56-64.

[16] YU X, TAO B, WANG F, et al. Accuracy assessment of dy-
namic navigation during implant placement: A systematic review
and meta-analysis of clinical studies in the last 10 years[J].
Journal of dentistry, 2023, 135.

[17] LINN T Y, SALAMANCA E, AUNG L M, et al. Accuracy
of implant site preparation in robotic navigated dental im-

plant surgery[J]. Clinical implant dentistry and related research,2023,25(5):881-891.

[18] BRIEF S H J, BOESECKE R, VOGELE M, et al. Robot assisted dentalimplantology1[J]. Int Poster J Dent Oral Med,2002,4(1):109.

[19] BOLDING S L, REEBYE U N. Robotic-Guided dental implant placement in fully edentulous patients: preliminary results of a prospective multi-center clinical study[J]. Journal of Oral and Maxillofacial Surgery,2020,78(10):22-23.

[20] CHEN J, ZHUANG M, TAO B, et al. Accuracy of immediate dental implant placement with task-autonomous robotic system and navigation system: An in vitro study[J]. Clinical oral implants research,2023.

[21] QIAO S, WU X, SHI J, et al. Accuracy and safety of a haptic operated and machine vision controlled collaborative robot for dental implant placement:A translational study[J]. Clinical oral implants research,2023,34(8):839-849.

第三章　口腔种植机器人辅助
种植的准备和操作流程

数字化口腔技术的迅速发展，使得种植外科向精准外科的方向迈进。广义的数字化种植外科技术分为静态和动态两种方式。但究其本质都是在利用术前获得的患者的数字化口颌信息数据和放射影像数据的基础上，构建出一个虚拟的数字模型。在此模型中，预测手术结果和规划手术路径，这一步骤是所有的数字化技术的根本。在确定好规划后，静态数字化手术导板、动态数字化手术导航或者机器人辅助手术都是通过不同方式的引导和限定，规避人自由操作带来的误判和误差，从而确保手术动作和操作符合之前的规划，真正意义上实现"以终为始"的治疗理念。

所有的数字化方式都有标准的操作流程，在确保操作尽可能便捷的情况下实现精准的治疗效果。机器人种植作为最新的并且最具有发展前景的数字化治疗方式，虽然不同品牌和厂家的机器人辅助种植的流程略有所不同，但是其操作原理类似，操作流程也符合术前信息采集和设计、术中配准和定位、手术操作和术后精度评价的流程思路。为了能更便捷、更高效和更精准地实现机器人辅助种植，操作者必须熟悉掌握所采用的口腔种植机器人规范的操作流程来执行临床操作，同时注意相关的安全事项。

本着"学以致用"的临床实战理念，本章按照口腔种植机器人的临床应用要求，分别从硬件、人员、物品和消毒的方面来进行叙述。通过对一款口腔种植机器人辅助种植的标准临床操作的梳理，帮助医生构建一个安全标准的使用流程，同时也帮助医疗辅助人员了解相关的过程和自身职责，从而相互配合，高质量地完成相关的医疗活动，最终使患者受益。在此，需要额外指出的是，通常建议由熟悉口腔种植操作的医生，尤其是有数字化经验的医生来执行口腔种植机器人辅助种植手术操作会更符合安全规范和患者利益。

一、口腔种植机器人手术的术前准备

（一）环境准备

种植手术室是完成口腔种植机器人手术术前准备和实施口腔种植机器人手术的主要场所。口腔种植手术本身为有创植入手术，应该遵循无菌原则。手术室内环境因素中存在的细菌、手术室内相关物体表面消毒不当等都会影响手术效果。相关的种植手术室的设计应该符合种植手术的要求和规定，同时又能满足口腔种植机器人手术的特殊需求。

首先，重视环境管理对于降低口腔种植手术期间的并发症发生具有重要意义。在术前，种植手术室需要做好空间消毒，包括空气消毒和物表消毒，符合医疗 III 类环境（GB15982-2012）要求：每立方米内的菌落数不允许超过 200 cfu；手术室内暴露物体表面每立方厘米菌落数不超过 10 cfu。其次，种植手术的操作不仅需要满足主刀医生、助手、巡回护士和患者的人员空间需求，还需要满足器械设备的放置。最后，空间上也有要求，合理规划的手术空间是种植手术成功的重要保证。

口腔种植机器人需要使用到的光学导航、机械臂以及相关的计算机工作站，往往会集成安装在台车上。尽管随着技术的进步，其体积有逐渐缩小的趋势，但是仍较常规种植手术有更大的空间需求，因此建议手术室面积不小于 20m²。为保证机器人配套设施的展开，需要根据手术间内种植机、无影灯、专用电源等和手术牙椅的相对位置，合理规划在口腔种植手术中种植机器人设备放置的位置，从而减少设备移动的次数。

一般来说，设备以手术牙椅为中心，机器人视觉系统位于患者头部上方，机器人机械臂位于患者正前方，机体位于患者右前方，触控/显示屏安装于台车上，位于患者右侧，尽量接近术区，种植无菌手术器械台则需要调整至患者头侧。种植机器人设备与人员位置见图3-1。

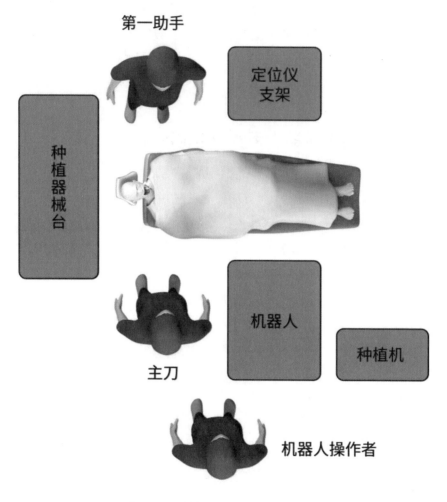

图3-1　种植机器人设备与人员位置

口腔手术机器人摆放原则：口腔手术机器人专用仪器车摆放通常有两种推荐位置，可根据手术室空间进行选择，横向摆位（图3-2左）适合空间相对充足的手术室，屏幕方向更适合医生观察下钻情况；手术室空间不足的情况下可以选择纵向摆位（图3-2右）。光学跟踪定位仪摆放位置推荐在牙椅另一侧，保证术中稳定不晃动，与牙椅、吸唾管等设备保持一定距离，远离第一助手位置，避免在手术过程中发生碰撞。见图3-3。

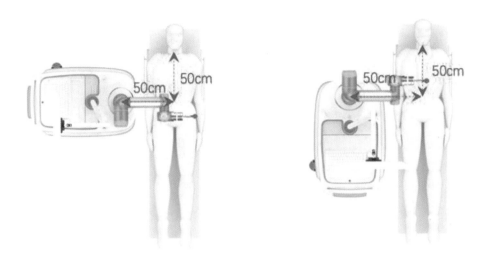

图 3-2　两种推荐的专用仪器车摆位

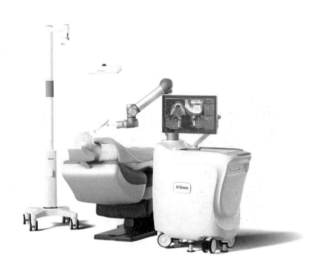

图 3-3　光学跟踪定位仪推荐摆位

为保证机器人手术系统在移动过程中正常运行，种植机器人和种植机均有电源线以及控制脚踏，还有额外的水管线和马达线，容易出现线路混乱，因此，定制线缆标识及保护装置，防止设备因电线拉扯导致意外断电是保障手术安全的重要保障。见图 3-4 至图 3-6。

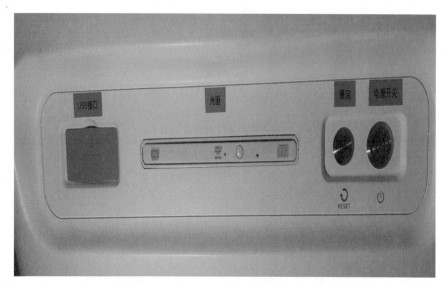

图 3-4　控制面板标识

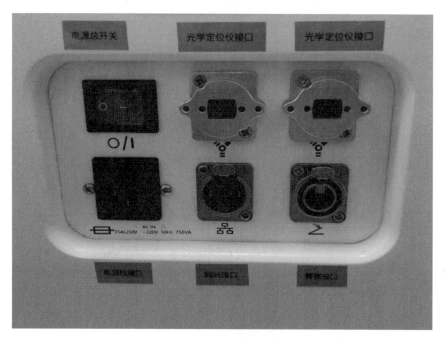

图 3-5　仪器接口标识

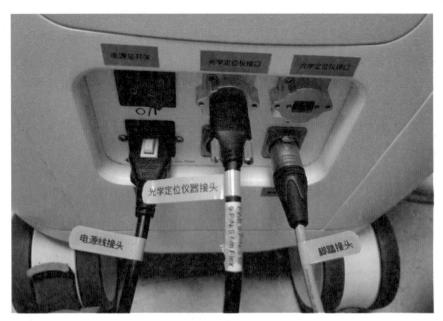

图 3-6　各电源线接头标识

本书选择一款口腔种植机器人设备来进行说明。不同厂家的机器人设置和摆位略有不同，需根据设备和人员空间的不同来个性化安排种植空间的设置和规划。

（二）用物准备

1. 一般用物

无菌手术衣、外科手套、护目镜或面屏、吸唾管、连接管、缝线、麻醉药品和 4 ~ 5℃无菌生理盐水等。

2. 种植手术相关物品

种植手术包、外科手术器械、种植系统工具、种植手机及马达、种植体、骨替代材料、愈合基台等。核查用物是否备齐，规格型号是否正确，无菌包装是否完好，是否在有效期内。见图 3-7。

3. 口腔种植机器人相关物品的准备及要求

（1）包括口腔种植机器人硬件设备中的跟踪定位仪以及带有主控系统和机械臂的系统集成车，还需要专用标定导板、定位装置专用手机、手机夹持器、三棱钻、机械臂无菌套等。见图 3-8、图 3-9、表 3-1。

同时，如果需要术后即刻修复，此时需要确认定制临时义齿已经完成。

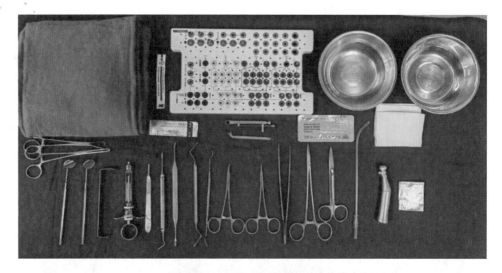

图 3-7　口腔种植手术相关物品

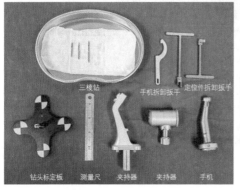

图 3-8　口腔种植机器人手术相关物品

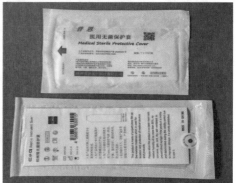

图 3-9　口腔种植机器人机械臂无菌套

表 3-1　机器人辅助种植手术物料准备清单

序号	所属流程	分类	名称	常备数量	备注
1	硬件准备	机器人硬件	机器人系统集成车	1	
2			跟踪定位仪及支架	1	
3			键盘、鼠标	1	
4			脚踏	1	

续表

序号	所属流程	分类	名称	常备数量	备注
5			手机夹持器	2	
6			专用种植手机	2	
7			定位装置	2	使用前高温高压灭菌
8			标定导板拆卸扳手	2	
9			手机拆卸扳手	2	
10			光盘或U盘	2	
11		手术室硬件	种植机	1	
12			牙椅	1	
13			插线板	1	
14		一次性材料	机械臂无菌套	2	
15			马达线无菌套	2	
16			临时冠材料		
17	手术		开口器	1	备用
18			牙科种植手术标定导板	若干	一次性使用，根据实际情况选择型号，使用前低温等离子灭菌
19			标定导板对应参数文件	2	
20		钻针植体	专用三棱钻	3	不同型号
21			工具盒及植体	2	根据实际情况选择

（2）灭菌要求：核对种植导板上的患者姓名和牙位，提前将低温等离子灭菌后的标定导板开包备用。标定导板在戴入患者口内前经过低温等离子灭菌或碘伏消毒。机器人相关配件如定位装置、手机夹持器、标定导板拆卸扳手等在手术之前必须经过高温高压灭菌处理。

（3）物品核查：由于机器人辅助种植手术的物料较多，术前巡回护士与手术室护士核对《机器人辅助种植手术物料准备清单》，保证用物准备齐全。

4. 急救物品准备

为保障手术过程中的医疗质量安全，种植手术室应配备抢救车和相关仪器设备（如除颤仪、心电监护仪、氧气筒等）。抢救车内药品、物品见表3-2。

表 3-2　急救车药品、物品摆放表

层数	序号	药品／物品名称		数量
第一层		**急救药品**		
	1	盐酸肾上腺素注射液 1 ml：1 mg		2 支
	2	地塞米松磷酸钠注射液 1 ml：5 mg		2 支
	3	盐酸异丙嗪注射液 2 ml：50 mg		2 支
	4	硝酸甘油注射液 1 ml：5 mg		2 支
	5	硫酸阿托品注射液 1 ml：0.5 mg		2 支
	6	盐酸多巴胺注射液 2 ml：20 mg		2 支
	7	重酒石酸去甲肾上腺素注射液 1 ml：2 mg		2 支
	8	盐酸异丙肾上腺素注射液 2 ml：1 mg		2 支
	9	去乙酰毛花苷注射液 2 ml：0.4 mg		2 支
	10	尼可刹米注射液 1.5 ml：0.375 g		2 支
	11	盐酸洛贝林注射液 1 ml：3 mg		2 支
	12	葡萄糖酸钙注射液 10 ml：1 g		2 支
	13	呋塞米注射液 2 ml：20 mg		2 支
	14	地西泮注射液 2 ml：10 mg		2 支
	15	硝酸甘油片 0.5 mg		1 瓶
	16	0.9% 氯化钠注射液 10 ml：0.09 g		2 支
	17	50% 葡萄糖注射液 20 ml：10 g		5 支
	18	0.9% 氯化钠注射液 250 ml：2.25 g		1 支
	19	5% 葡萄糖注射液 250 ml：12.5 g		1 支
	20	乳酸钠林格注射液 250 ml		1 支
		急救车物品	**输液用物**	
	1		一次性输液器	2 支
	2		5# 头皮针	2 支
	3		7# 头皮针	2 支
	4		留置针	2 支
	5		透明敷贴	2 个
	6		三通管	2 支
	7		输液贴	2 个
	8		3 m 胶布	1 个
	9		消毒砂轮	1 个
	10		止血带	1 个
	11		消毒棉签	1 个
	12		碘伏	1 瓶

续表

层数		序号	药品／物品名称	数量
第一层	急救车物品	13	12# 无菌注射针头	2个
		14	吸痰连接管	1个
		15	10# 吸痰管	1个
		16	12# 吸痰管	1个
		17	鼻氧管	2个
		18	吸氧面罩	1个
		19	一次性注射器 2.5 ml	2支
		20	一次性注射器 5 ml	2支
		21	一次性注射器 20 ml	2支
第二层 无菌物品	左	22	气切包	1个
		23	6.5# 无菌手套	2双
		24	7# 无菌手套	2双
		25	7.5# 无菌手套	2双
	右	26	开口器	1个
		27	舌钳	1个
		28	异物钳	1个
		29	金属压舌板	1个
		30	线剪	1个
		31	纱布	1卷
第三层 其他物品		32	呼吸气囊套装（口咽通气管3支、成人面罩1个、儿童面罩1个）	1套
		33	电子血压计	1支
		34	水银血压计	1支
		35	听诊器	1副
		36	体温计	1支
		37	热水袋	1个
		38	手电筒	1支
		39	电插板	1个
CPR 按压板（在急救车旁）				

二、口腔种植机器人手术的人员准备

完善用物准备后，接下来要做好人员的准备，包括患者准备、医护人员准备。

（一）患者准备

1. 术前评估

核对患者信息，监测其生命体征。临床医师对患者进行全身状况、口腔状况及心理状况的评估及筛查，判断患者是否适合进行口腔种植机器人手术，严格把控种植机器人手术的适应证、禁忌证。

（1）适应证：同意接受机器人种植手术的患者；符合种植适应证；牙列缺损，术区同侧颌有稳固、连续、可粘接的天然牙；牙列缺失，有足够的骨量支持植入固位钉的稳固性；张口度正常，颞下颌关节功能正常。

（2）禁忌证：患者张口受限，种植手机受对颌牙阻挡，操作受阻；患者因各种原因手术配合困难，无法保持相对静止的体位；种植手术禁忌证。

2. 患者须知及心理护理

（1）巡回护士向患者充分告知可行的治疗方案、费用及风险，详细讲解术中可能出现的情况，并告知患者需要配合的注意事项，签署机器人种植手术知情同意书。

（2）术前常规行心电图、血和尿常规、凝血功能、感染 8 项、生化及免疫检查等。

（3）告知患者手术当天在口内同颌对侧牙齿上固定佩戴含有标记点的标定导板；在佩戴标定导板的情况下行 CBCT 拍摄。

（4）心理护理：对于接受这种机器人新型手术模式的种植患者大多焦虑心理较为明显，应提前让患者熟悉手术室布局分布，对部分器械进行简单模拟。见图 3-10，还可以让患者了解自身口腔内的状况，结合模型、图片、视频及成功病例资料等，帮助患者了解手术过程，缓解患者对机器人手术方式的焦虑和恐惧。

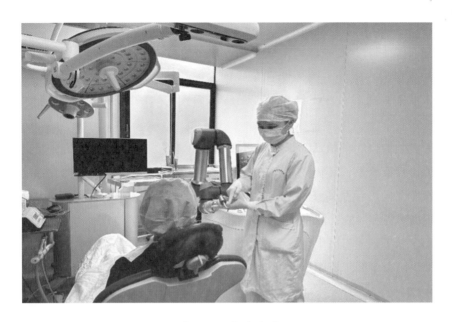

图 3-10　术前沟通

3. 体位管理

根据手术区域调整患者体位：手术根据机器人品牌不同采取躺卧位或坐位，必要时口内放置开口器以保持手术时的开口稳定度。巡回护士要充分评估机械臂与患者的距离，在不影响手术的情况下留有一定操作空间，防止被机器臂误伤。特别要注意的是，调整体位一定是在上机前与手术医生共同完成，一旦系统对接完成后，术中不可轻易调节体位。

（二）医护人员准备

一台成功的口腔种植机器人手术的完成离不开主刀医生、助手、巡回护士和患者以及随台工程师的相互信任和配合。所有人员需要完成各自的责任准备，全力保障手术的实施。口腔种植手术室人员必须进行有效地管理，以便在保障口腔种植机器人手术顺利实施的情况下，协调好整个手术室内的人员安排，避免人员过多引发的交叉感染。

1. 主刀医生

机器人的参与使得主刀医生不再是孤军作战。机器人是医生抗击病魔时同一战壕中的战友。医生在机器人的支持、配合下完成高质量、高精度的手术操作的同时，也要根据具体情况进行一定调整和改变。

主刀医生除了关注之前常规种植的问题，如术区状况、患者情况等，还需要兼顾全局，指导系统操作者完成种植体和钻针规划、关注显示屏的备洞和植入状态，从只关注术区操作的单线程模式转向术区和屏幕需要兼顾的多线程模式。

大多数的口腔种植活动都是在患者有自主意识的情况下开展的，要提高机器人的诊疗安全性，还需要患者的密切配合。这就要求在使用机器人诊疗前，主刀医生要向患者及其家属充分告知其中的利弊及注意事项，重点说明可能出现的不良事件和风险，取得他们的知情同意，获得患者对主刀医生的信任。

手术助手是主刀医生完成手术操作的重要助力，分为第一助手和第二助手，第一助手可以由低年资医生或护理人员担任，第二助手可由巡回护士担任。

2. 第一助手

（1）完成无菌操作台铺设，放置所需无菌物品，与第二助手协同安装机械臂，连接种植手机、冲洗管及其他配件。

（2）第一助手参与整个治疗过程，辅助主刀医生完成手术，在术中帮助主刀医生暴露术区、负压吸引等。

（3）在机器人手术中，由于主刀医生的视线可能会被种植机器人标定导板遮挡，助手不仅起到辅助作用，甚至要在手术过程中帮助主刀医生从另一角度观察、监控术区，如机器人工作端是否被对颌牙及邻牙阻挡，是否会损伤到周围软硬组织等。

主刀医生和第一助手进行手术前需要按种植手术常规进行外科手消毒，穿无菌手术衣，戴外科手套。完成患者的消毒和铺巾，调整各设备的位置，组装种植机器人的各个部件和夹具，校准好种植机器人设备之后再行手术操作。

3. 第二助手

（1）术前整理好手术相关病历、相关实验室检查结果等；协助术前数据采集，辅助医生进行术前种植规划，准备机器人种植手术相关物品。

（2）准备已灭菌标定导板并协助口内固定及拆卸。见图3-11至图3-16。

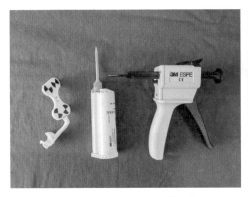

图 3-11　标定导板佩戴用物

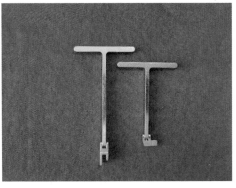

图 3-12　标定导板拆卸工具

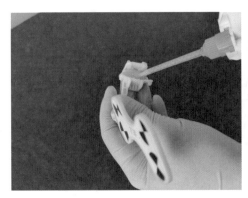

图 3-13　注射临时牙树脂

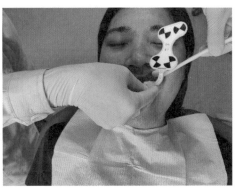

图 3-14　口内固定标定导板

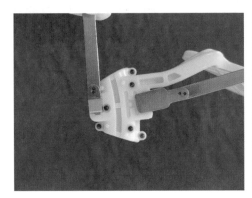

图 3-15　口内标定导板拆卸器械

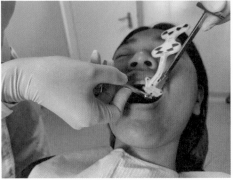

图 3-16　口内标定导板拆卸

（3）按常规颌面外科手术要求对患者进行口内及颌面部消毒：嘱患者口内

含漱醋酸氯己定，或按产品说明稀释后的聚维酮碘等含漱消毒液漱口，以降低口腔手术部位感染的风险。口外用0.5%~1%碘伏消毒棉球进行消毒，消毒范围：面唇、颈及上胸部。

（4）严格按照无菌原则协助第一助手安装机械臂、机器人手机、种植机马达及其他配件。见图3-17至图3-23。

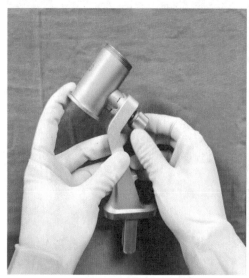
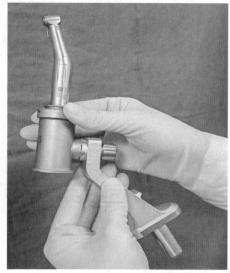

图3-17　组装口腔种植机器人专用手机

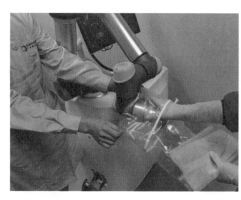
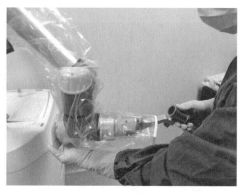

图3-18　连接机械臂无菌套　　　　　图3-19　安装末端工具

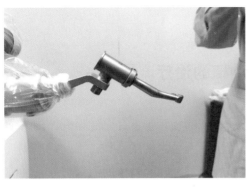

图 3-20　固定无菌套

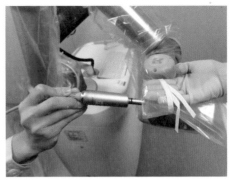

图 3-21　连接马达线无菌套

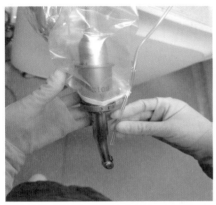

图 3-22　连接冲洗管

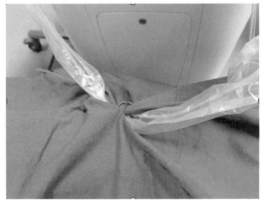

图 3-23　固定马达及冲洗管

（5）监测患者手术过程中的病情变化，如血压、脉搏、心率等。

（6）熟练掌握种植机器人手术流程，掌握机器故障应急处理，确保手术医疗安全。

（7）做好患者手术心理指引，缓解患者对机器人手术方式的焦虑、恐惧。

（8）设备开机准备：术前需重点检查机器人手术系统，即机器人机械臂、机体、触控屏、操作脚控开关是否性能良好。在患者入室前完成所有检测，确保仪器处于完好备用、持续供电状态。

三、口腔种植机器人辅助种植的治疗流程

口腔种植机器人是近年来口腔种植领域新的临床技术，已经得到国内外学者的广泛关注。尤其是在我国，口腔种植机器人手术发展迅猛，因此，形成规范的操作流程和共识很有必要。一个标准的机器人辅助种植的流程可以帮助临床医生快速、精准地实现手术规划和操作。《中国口腔种植学杂志》2023 年 6月刊发了《口腔种植机器人临床应用的专家共识》，这是全球范围内第一个关于机器人手术的专家共识。在此共识中，专家提出了一个标准的机器人辅助种植手术的临床流程（图 3-24）：

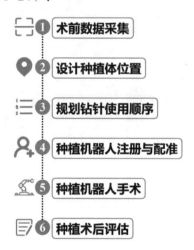

1. 术前数据采集
2. 设计种植体位置
3. 规划钻针使用顺序
4. 种植机器人注册与配准
5. 种植机器人手术
6. 种植术后评估

图 3-24　机器人辅助种植手术的标准流程

（一）术前数据采集

数字化种植治疗首先需要获得患者的各种数字化信息来构建一个数字虚拟模型。构建数字虚拟模型的基础就是获得足够视野 CBCT 数据信息，这是所有数字化信息获取技术中唯一能通过放射线来获得颌面部表面下的深层组织结构信息的技术。口腔种植手术机器人作为图像引导下的手术辅助设备，术前必须对患者术区行 CBCT 扫描，获得相关颌骨信息并加以处理。

为了完整获得患者颌骨信息，建议使用 12 cm × 10 cm 及以上范围的 CBCT或螺旋 CT 进行拍摄。拍摄时候患者头部无移动；扫描层厚恒定，连续无间距；

输出 DICOM3.0 格式文件。

　　这里需要注意的是，口腔机器人辅助种植患者在拍摄 CBCT 的时候往往会在口内佩戴含有放射标记点的标定导板。患者需要利用固位钉或者临时树脂将带有放射标记点的标定导板固定在患者颌骨再接受 CBCT 拍摄，后面会进一步说明。

　　但是在此时需要注意：拍摄 CBCT 时，标定导板不碰触扫描部件；扫描范围覆盖缺牙区域和标定导板上的所有磁珠；扫描完成后，将 CBCT 影像导入口腔种植机器人软件内。见图 3-25、图 3-26。

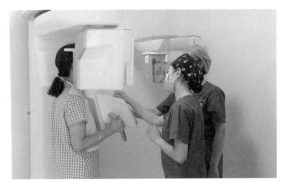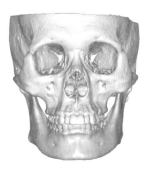

图 3-25　CBCT 扫描示意图　　　　　图 3-26　大视野 CBCT 数据（三维可视化成像）

　　由于 X 线影像的成像特性导致其存在一定的影像结构丢失，同时由于不同设备和装置的成像效果的不同，一般其成像精度误差为 0.1~0.5 mm。这不足以满足高精度口腔诊疗的需求。因此，除了获得患者的 CBCT 数据信息外，为了得到更全面精准的患者颌面部信息，还要获取患者其他数字化数据，包括口内牙列扫描数据、面部扫描数据、电子面弓数据、关节运动信息以及颞颌肌群的肌电信息。见图 3-27 至图 3-31。

　　这其中口内牙列扫描数据、面部扫描数据为静态物表信息，其与 CBCT 数据整合在一起，能有效地帮助提高数据信息的精度。电子面弓数据、关节运动信息以及颞颌肌群的肌电信息反映的是整个口颌系统的关节、韧带和肌肉的运动情况，这些动态数据对缺牙修复的稳定准确的咬合建立有很大帮助，也是未来数字化模型从静态往动态转变的重要支撑。

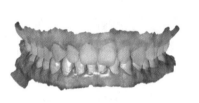

图 3-27　口内牙列扫描数据

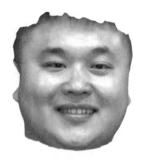

图 3-28　面部扫描数据

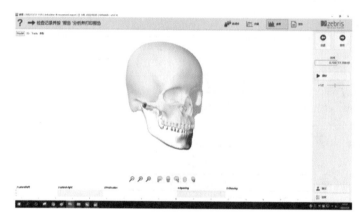

图 3-29　电子面弓数据

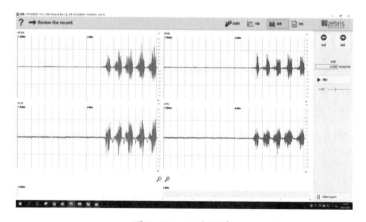

图 3-30　肌电信息

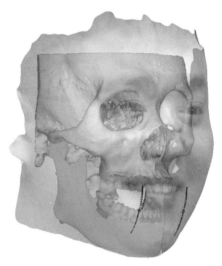

图 3-31　虚拟模型

（二）术前种植方案规划：设计种植体位置

完成数据采集之后，所有的数据需要整合配准，以统一在一个包含多种数据信息的多模态模型中，并且在这一个模型中开始进行种植位点的规划。这一规划必须符合种植位点选择的科学原则：以修复为导向和满足生物学的长期稳定。在执行这一步骤时要明确以下问题：设计合理的最终修复方案；选择能支持实现上述方案的种植位点；确定种植体的品牌和大小；在此位点上规划种植体的位置和轴向；确定在此位点种植是否需要进行软硬组织增量；是否有其他外科和修复的注意事项。

以上六点应该是一个种植医生在操作前的外科设计思路。在虚拟模型中，我们可以多维度、多视角地分析病例的解剖和结构位置。选择合适的位点和种植体进行模拟放置，力求找到最佳的术前虚拟设计方案。见图 3-32 至图 3-34。

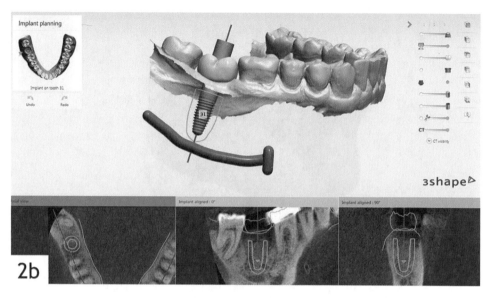

图 3-32　单颗种植体规划数据

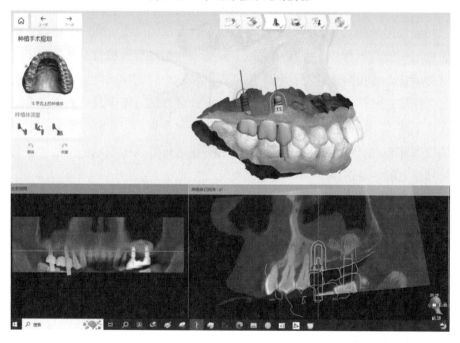

图 3-33　多颗种植体规划数据

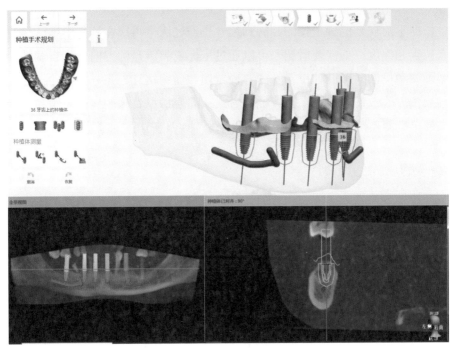

图 3-34　无牙颌种植体规划数据

　　完成并确定病例中的种植体位置设定之后，经过医生的审核确认，确定并封存设计方案。基于此方案，需要根据外科和修复的治疗需要，确定是否需要术后即刻修复，并且根据具体的治疗方案，提前制作满足种植外科需求的标定导板、咬合引导导板或截骨导板，以及满足即刻种植修复需要的临时义齿和加强部件等。见图 3-35。

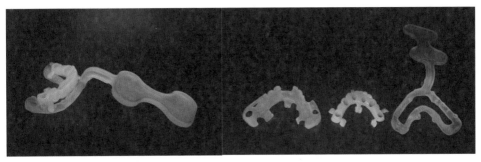

图 3-35　术前预成标定导板、咬合引导导板以及临时牙

057

（三）术前种植方案规划：规划钻针使用顺序

依据术前规划的种植体的品牌和尺寸，经过医生再次在软件中确认种植的植入位点和深度，如需要微调，可以通过鼠标或者键盘的方向键进行调整。医生必须熟悉机器人辅助种植手术的各种专用和通用钻针，充分知晓并合理安排各种操作方式，如选择点钻或者提拉方式；需要根据具体的病例应用和医生习惯来确定机器人操作时的种植顺序、钻针顺序以及备洞的深度。

1. 三棱钻 / 定位侧切钻

三棱钻为机器人手术自带钻针，由一个锋利的尖端和一个三角的体部组成，是用来进行种植窝洞预备的首钻。建议使用三棱钻备洞至全程，最多在下面留 1~2 mm。这样轴向确定性更强，同时有助于减少下一级钻的阻力，有助于散热。若骨面坡度较大，可先试用球钻进行修整，再使用三棱钻备洞。这样的处理方式是能保障种植位点的定位和定深准确，尽量避免由于骨面不平整而导致的种植位点的偏差。定位侧切钻则兼具定位和侧切功能，尖端较为锋

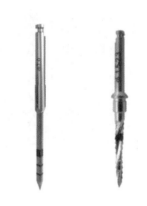

图 3-36　三棱钻 / 定位侧切钻

利，体部具有较强的侧切力，便于在备洞时水平向受力不均的情况下磨削一侧洞壁，以保证轴向准确性。

三棱钻 / 定位侧切钻侧面较为锋利，建议使用纱布拿取，安装完成后建议至少反复插拔一次以确认安装稳固。见图 3-36。

2. 成型钻

在三棱钻定点完成之后，就按照种植品牌预备的要求进行窝洞的预备。这个时候需要注意的是钻针的长度的选择。尤其是在后牙区域，可能因张口受限以及牙齿阻挡，无法选择过长的钻针，这需要医生及时判断和调整。

由于机器人辅助预备和手动操作最大的差别在于没有触感反馈，因此无法有效感知骨的密度和周围骨壁情况。作为解决办法，通常会使用深度测量尺或者其他探查工具。在钻针预备后，进行洞壁的探查，这一步骤在极端病例以及

上颌窦病例的应用中十分重要。这往往依赖于医生的经验，如有偏差或者异常，则及时调整种植方案，避免出现更大的错误。

图 3-37 为不同品牌的钻针工具盒和钻针对应实测长度。

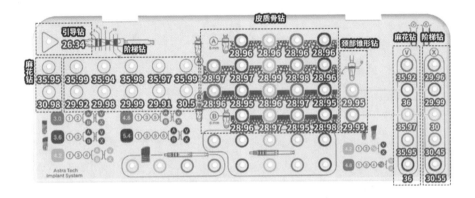

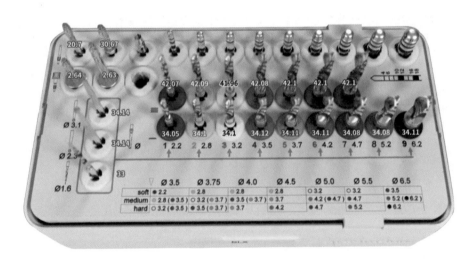

图 3-37 不同品牌的钻针工具盒和钻针对应实测长度

图 3-38 为机器人辅助手术钻针使用方案。

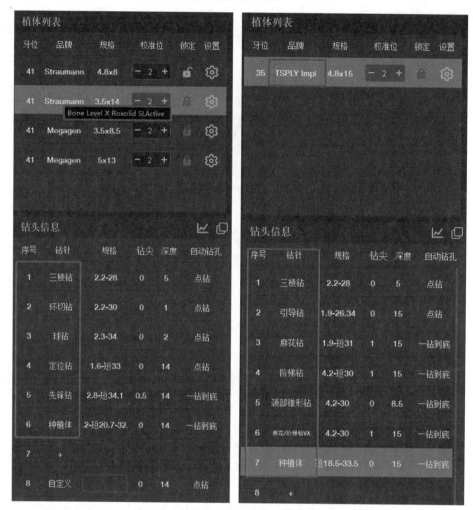

图 3-38　机器人辅助手术钻针使用方案

机器人辅助种植的钻针应用顺序，非常依赖于医生的以往经验。采用合适的钻针和用钻方式，能起到事半功倍的效果。如何将机器人的精准控制和医生的操作经验有机结合在一起，实现更有效的操作并获得更好的效果，我们将在后续的研究中持续总结。

（四）术前种植机器人注册和配准

种植机器人的术前注册和配准是建立在获取带稳定标定导板信息的 CBCT 数据的基础上。选择与手术相适配的标定导板、成品或者定制标定导板，在患者口内固定好后，需要让患者再次拍摄大视野 CBCT。这期间避免对标定导板施加过大力量。将所拍摄的 CBCT 的信息数据以 DICOM 文件格式导出，转换到口腔种植机器人软件中进行注册配准。见图 3-39。

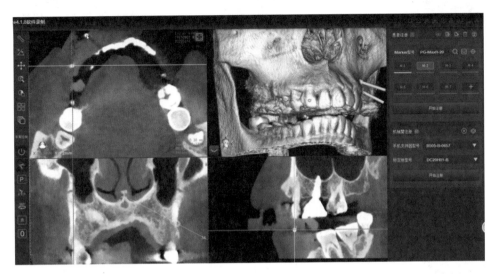

图 3-39　术前注册和配准

首先需要勾选手术区域范围，删除冗余选区，减少电脑运算的数据量。在软件中识别并匹配影像中显影磁珠和特征解剖结构的位置，将现实坐标系映射到计算机视觉下的世界坐标系，并与之对应统一。完成患者三维影像的重建，并实时规划种植体三维位置，或者将前期已经规划好的种植方案，通过影像的完全匹配，导入到软件中。

在跟踪定位仪和机器臂台车摆放到工作区域并锁定后，通过跟踪定位仪在计算机的世界坐标系中找到患者的位置信息以及机械臂的工作端的位置信息。患者的位置信息是通过跟踪定位仪中的双目灰度摄像头识别患者佩戴的标定导板的黑白角点来确定。见图 3-40、图 3-41。

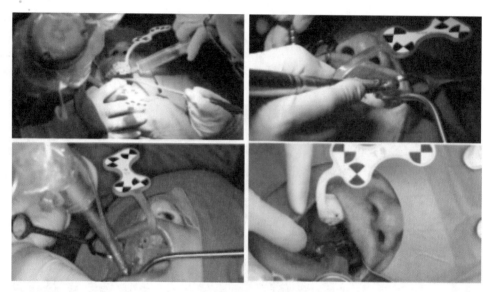

图 3-40　种植机器人辅助手术中需要戴标定导板

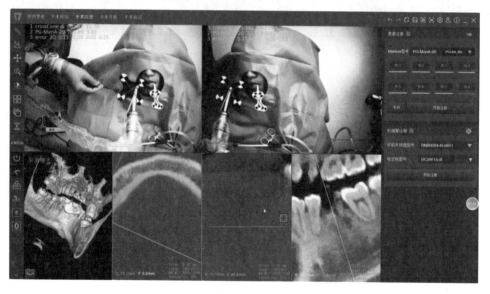

图 3-41　种植机器人软件中所识别到机械臂和患者的标定导板信息

　　注册完成后，在口外如需调整机械臂姿态，可在选中牙位、钻针后踩自动脚踏，机械臂自动调整合适入口姿态。轴向调整按钮，在保持钻针轴向不变的情况下调整手机及机械臂角度，以避免遮挡或碰撞。使用机械臂关节旋转按钮，原地调整钻尖轴向位置，用于调整出入口角度。初学者最好在工程师的协助下完成相应的视觉识别注册标定和姿态调整。

（五）种植机器人手术

当机械臂调整至合适姿态后，可以开始准备进行机器人辅助手术。主刀医生需要熟悉并重复流程：由手动牵引机械臂入口，进入减速区。继续移动机械臂，进入自动校准范围后，屏幕视图内出现校准圆球，踩下自动脚踏，机械臂自动抵达校准位。

主刀医生依据设计的钻针顺序，引导机器人逐步完成窝洞的预备以及种植体的放置。在这一期间，主刀医生除了注意窝洞预备情况，还需要监视机械臂的运动状态和屏幕显示运动情况。及时将口内操作情况和可视化状态所反映的情况密切观察，及时对比，如有不同或者偏差立即调整。由于器械臂的操作无法感知骨密度和受力变化，所以主刀医生还要借助探查工具实时感知。

在整个手术操作流程中，有关机器人手术操作事项也是需要及时注意：

（1）手术时无影灯照向术区，尽量避开标定导板上的黑白块。

（2）环切钻建议手动下钻控制深度。

（3）校准完成后若磕碰对牙，可降低校准位，自动校准后再踩下种植机脚踏和自动脚踏开始自动钻孔。

（4）钻孔过程中机械臂全程随动，遇情况第一时间松开种植机和自动脚踏。

（5）同一根钻针连续使用时，在力小于2N的情况下，无需将机械臂移出减速区。

（6）如果在口内踩手动脚踏无法移动机械臂，可单击电脑操作界面中"手术中"按钮取消手术，将手机移出减速区。

（7）术中若更换夹持器角度，需重新进行机械臂注册。

（8）术中若需修改手术规划，可回到手术规划界面完成修改后再开始手术。

（9）自动下钻设定了保护机制，使用时若不便可随时切换手动脚踏，将手机移出减速区。

（10）攻丝钻到底后不自动退出，需手动模式退出。攻丝钻到底后松开种植机脚踏及自动脚踏，将种植机切至反旋模式，手略微施力按压手机，同时踩种植机和手动脚踏退出。

（11）植体到底后不自动退出，需同时松开种植机脚踏和自动脚踏，踩手动脚踏移出手机。

（六）种植术后评估

通常机器人软件中都会自带术后分析评估功能。将术后 CBCT 数据导入种植机器人软件，能自动提取种植体外观轮廓，并与术前设计方案的种植体位置对比，计算冠方和根方的位置偏差，评估种植效果，并且为后续设备和流程的改善提供数据支持。

图 3-42 为术后精度分析报告。

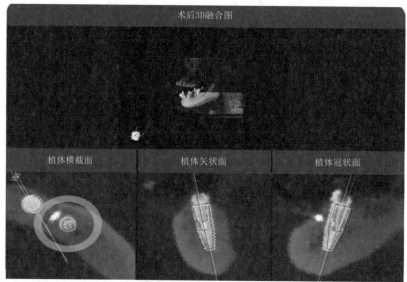

牙位	品牌	型号	规格（mm）
34	Straumann	Bone Level Tapered Roxolid SLActive	4.1*12
植入点偏差（mm）	总偏差	横向偏差	深度偏差
	0.91	0.83	0.36
理想值（mm）	＜2.00	＜1.00	＜1.00
根尖点偏差（mm）	总偏差	横向偏差	深度偏差
	0.74	0.65	0.36
理想值（mm）	＜2.00	＜1.00	＜1.00
角度偏差（°）	0.85		
理想值（°）	＜5.00		
温馨提示：此报告仅供参考和学术研究使用，无法完全避免和解决影像质量、图像融合、术后轮廓提取等问题，故应以医生术后实际观察到的植体位置为准。			

图 3-42 术后精度分析报告

四、口腔种植机器人辅助种植的注意事项

目前手术机器人应用主要集中在心胸外科、泌尿外科、腹部外科、妇科等领域，手术机器人在这些相关学科的应用提高了手术的精确性，降低了术后并发症的发生率。同时心胸外科、泌尿外科、腹部外科、妇科等领域现在已经在开始构建相关的机器人手术的安全标准流程，这些都值得我们进一步地借鉴和学习。机器人导航下种植相较于传统种植手术最大的优势在于通过计算机辅助软件设计种植体植入方向和植入位置，有效避免伤及重要解剖结构，实现以修复为导向的种植外科。这都保障了机器人导航下种植手术的顺利实施，是从患者疗效与效益出发，实现安全化治疗的有效手段。然而，不同于其他学科，口腔环境相对狭窄且湿润，且解剖结构复杂，神经血管结构丰富，又靠近颅脑颌面区域，因此，对于口腔颌面区域的机器人手术医疗安全的保障是必须要重视的。

口腔种植机器人是一种高度先进的医疗设备，能够为患者提供更加安全、精确和高效的口腔种植治疗。口腔机器人辅助种植手术涉及步骤与流程新颖，但是也出现很多新的变化。由于新设备和新诊疗方式的产生，原来的"医—患"的诊疗和手术的模式变成"医—患—机器人"的诊疗模式。在此类新模式下，从医疗伦理和诊疗接诊到方案制定和沟通，手术具体执行期甚至是围手术期的操作，以及护理准备和配合工作都出现了巨大的变化。同时，这个模式也需要工程师的介入，需要考虑和兼顾更多的方面。如何快速、科学、无害地建立起适合临床应用的新流程和标准是迫在眉睫的，这也是本书撰写的目的之一。

在操作口腔种植机器人时，必须遵循严格的操作规范，以确保患者的安全和治疗效果。需要注意以下事项：

1. 确保患者知情并同意

机器人手术系统是集多项现代高科技手段于一体的综合体，其用途广泛，在临床上有大量的应用。机器人辅助的种植手术可通过精细完善的术前数字化手术方案规划，借助手术机器人完成自动校准、自动提拉、自动下钻等动作完成。术中，医生们不用手术刀，而是通过轻点控制机器人的按钮来操控机器人的"手臂"按照规划路径，精准且迅速地进行工作，并按照预先设计的位置、角度和深度，

将种植体植入预定区域，可较大程度实现微创的目标，降低手术风险，提升医患治疗体验。

正是由于科技水平的进步和发展，手术机器人的出现直接改变了长期以来原有的治疗模式。如何使新的诊疗模式产生高于传统诊疗模式的效果，最重要的一个要求就是患者对机器人种植的接受以及配合，这将直接影响手术的进程和效果。有效地告知并取得患者的同意和配合，能在确保医疗效果的同时，避免相关医疗纠纷的发生和有效责任的厘清。

医生在进行机器人辅助诊疗前，必须依照法律法规和医院要求规定，严筛患者适应证和禁忌证，对纳入患者要充分告知情况和诊疗过程，患者同意之后需要签署知情同意书，做好预案，避免纠纷的发生。

2. 正确并熟练使用设备，医护工配合默契

口腔种植机器人辅助进行种植手术属于口腔领域的新兴技术项目，由于新的医疗设备的介入，以及新的诊疗流程的规定，护理准备和配合工作都出现了巨大的变化，医疗的同时也需要工程师的介入。所有参与这个诊疗的人员，无论是医护人员还是工程师，都必须清晰地了解口腔种植机器人的操作方法和使用说明书，按照使用说明书和操作规范正确使用设备，熟悉手术流程和设备操作规范，能判断和解决机器人手术中可能出现的问题和意外状况。

虽然现在关于机器人手术的相关法律和伦理的政策尚未完善，但是总体来看，医生仍然是在医疗活动中占据主导地位，机器人只是起到辅助精准治疗的作用。医生应该具有足够的手术经验来应对机器人操作流程的各种情况。机器人手术设备基本都有一个紧急止停装置按钮来应对紧急情况。这一按键的控制权也应该掌握在医生手中，因此医生作为整个医疗活动的中心决策者和操作者，责无旁贷地就应该正确并熟练使用机器人辅助手术治疗设备，并为相应的医疗活动承担最主要的责任。

现在的医疗活动往往比较复杂和细化，因此一个好的医疗支持团队的存在可极大地提高医疗活动的效率和质量。在口腔种植操作，尤其是机器人辅助种植手术的诊疗当中，护理人员的作用不容忽视，他（她）们需要辅助医生完成医疗操作以及器械的准备，同时又需要时时刻刻安抚患者，注意医疗的安全和流程的规范。护士团队也应该在种植机器人辅助诊疗当中熟悉相关的设备和知识，才能帮助构建一个规范的诊疗流程和环境。

种植机器人虽然是辅助介入医疗活动，但是本质上是医工交叉的机械设备，这其中运作原理和设备操作细节需要储备丰富工科和机械的专业知识。现有的情况下，很多厂家和设备商会在医生种植手术时安排工程师全程跟进。这样做一是为了帮助医生完善流程，并在手术过程中帮助医生调设参数，协助手术的完成；二是工程师作为专业的设备技术人员，可以实时监控医疗活动中设备的运转情况，以及治疗流程中是否出现导航和机械臂之间的信息失联等。即使在术前数据采集和规划期间，工程师和医生也会高频率地交流。这既是机器人辅助手术现实的需求，也是未来医工交叉发展的必然趋势。因此，医工之间相辅相成，各人员和单位默契配合，才能完成高质量的治疗。

3. 有效的数据采集和科学的手术规划

有效的数据采集和科学的手术规划在口腔种植机器人手术中起着重要的作用。口腔种植机器人手术是一项高度复杂且精密的医疗技术，通过机器人辅助完成植入牙种植体的过程。在这个过程中，数据采集和手术规划的科学性直接关系到手术的安全性、准确性和成功率。

首先，有效的数据采集是实现精确手术规划的前提。通过高精度的影像技术，如口腔CT、三维重建等，可以获取患者口腔结构的详细信息，包括骨质结构、牙齿位置和数量等。这些数据对于手术规划至关重要，可以帮助医生确定种植体的准确位置、角度和深度以及患者口腔的解剖结构，从而避免手术风险和并发症的发生。

其次，科学的手术规划可以提高手术的安全性和成功率。通过结合患者的口腔数据和临床经验，医生可以利用计算机辅助设计软件进行精确的手术规划。这其中包括模拟手术过程、预测种植体与周围组织的相互作用、评估手术难度等。科学的手术规划可以帮助医生制定最佳的手术方案，减少手术时间，降低手术风险，并提高种植体的稳定性和成功率。

最后，有效的数据采集和科学的手术规划可以提升患者的治疗效果和满意度。通过准确的数据采集和精确的手术规划，医生可以根据患者的口腔情况进行个性化治疗，确保种植体的位置和形态与患者的自然牙相匹配，从而实现良好的功能和美观效果。同时，科学的手术规划还可以帮助患者更好地理解手术过程和预期结果，提高患者的治疗合作度和满意度。

综上所述，有效的数据采集和科学的手术规划是口腔种植机器人手术的基石。这些技术的应用可以提高手术的成功率，减少手术风险，并提高患者的满意度。口腔种植机器人手术的未来发展将继续依赖于数据采集和科学规划的不断创新和改进，以进一步提升口腔医疗的质量和效果。

4. 规范手术操作，注意患者安全

手术过程中的监测和控制也至关重要。口腔种植机器人系统应配备先进的计算机识别结构，用于实时追踪手术进展和确保手术精度。医疗团队在进行口腔种植机器人手术时应密切监控患者，包括监测患者的生命体征、疼痛和不适等，并采取必要的措施来防止并发症的发生。在整个手术过程中，医疗团队应保持高度警惕，及时应对潜在的问题和意外情况。

总之，使用口腔种植机器人手术是一项高风险的医疗技术操作，需要严格遵守操作规范和安全注意事项，以确保患者的安全和治疗效果。医护人员应该具备专业技能和素质，保持专注和冷静，做好手术过程中的监测和干预，为患者提供高质量的口腔种植治疗服务。

参考文献

[1] D'HAESE J, ACKHURST J, WISMEIJER D, et al. Current state of the art of computer-guided implant surgery[J]. Periodontology 2000, 2017, 73(1): 121-133.

[2] YUAN Y, LIU Q, YANG S, et al. Four-Dimensional superimposition techniques to compose dental dynamic virtual patients: A systematic review[J]. Journal of functional biomaterials, 2023, 14(1): 33.

[3] LI Z, XIR R, BAI S, et al. Implant placement with an autonomous dental implant robot: A clinical report[J]. Journal of prosthetic dentistry, 2023.

[4] 夏春妹，蔡志英. 精细化管理对消毒供应中心手术器械消毒灭菌效果的影响[J]. 中国误诊学杂志, 2020, 15(8): 364-366.

[5] 赵雯，谢瑞，吴楠，等. 自主式种植牙手术机器人口腔种植体植入术的标准护理流程[J]. 机器人外科学杂志, 2022, 3(6): 482-487.

[6] 满毅. 口腔种植规范化治疗清单：单颗牙和多颗牙的种植治疗

[M]. 北京：人民卫生出版社，2022.1.

  [7] 张波，彭佳，石伟伟 等. 42 例种植机器人辅助口腔种植手术的护理配合 [J]. 中日友好医院学报，2022,36(4):251-252+257.

  [8] 李圣杰，涂强，魏璐璐，等. 3D 打印手术定制医疗器械及其灭菌研究现状与进展 [J]. 中国消毒学杂志，2023,40(3):213-217.

  [9] 口腔器械消毒灭菌技术操作规范 WS 506—2016[J]. 中国感染控制杂志，2017,16(8):784-792.

  [10] 陈江，宿玉成，沈国芳，等. 口腔种植机器人临床应用的专家共识 [J]. 1 版. 中国口腔种植学杂志，2023,28(3):134-139.

  [11] LI Z, XIE R, BAI S, et al. Implant placement with an autonomous dental implant robot: A clinical report[J]. Journal of prosthetic dentistry,2023.

  [12] YUAN F, ZHENG J, ZHANG Y, et al. Preliminary study on the automatic preparation of dental implant socket controlled by micro-robot[J]. Zhonghua Kouqiang Yixue Za zhi,2018,53(8):524-528.

  [13] WU Y, WANG F, FAN S, et al. Robotics in dental implantology[J]. Oral and maxillofacial surgery clinics of north america,2019,31(3):513-518.

  [14] SPIN-NETO R, GOTFREDSEN E, WENZEL A. Impact of voxel size variation on CBCT-based diagnostic outcome in dentistry: a systematic review[J]. Journal of digital imaging,2013,26(4):813-20.

  [15] HAMILTON A, SINGH A, FRIEDLAND B, et al. The impact of cone beam computer tomography field of view on the precision of digital intra-oral scan registration for static computer-assisted implant surgery: A CBCT analysis[J]. Clinical oral implants research,2022,33(12):1273-1281.

  [16] YANG S, CHEN J, LI A, et al. Accuracy of autonomous robotic surgery for single-tooth implant placement: A case series[J]. Journal of dentistry, 2023,132.

  [17] RAWAL S, TILLERY DE Jr, BREWER P. Robotic-Assisted prosthetically driven planning and immediate placement of a dental implant[J]. Compendium of continuing education in dentist-

ry,2020,41(1):26-30.

[18] RAWAL S. Guided innovations: Robot-assisted dental implant surgery[J]. Journal of prosthetic dentistry,2022,127(5):673-674.

[19] Wu Y, Wang F, Fan S, Chow JK. Robotics in dental implantology[J]. Oral Maxillofac surg clinc, 2019 ,8(3):513-518.

[20] QIAO S, WU X, SHI J, et al. Accuracy and safety of a haptic operated and machine vision controlled collaborative robot for dental implant placement: A translational study[J]. Clinical oral implants research,2023,34(8):839-849.

[21] BLOCK MS. How to Avoid Errors When Using Navigation to Place Implants - A Narrative Review[J]. Journal of oral and maxillofac surgery,2023,81(3):299-307.

[22] CHAN JYK, WONG EWY, TSANG RK, et al. Early results of a safety and feasibility clinical trial of a novel single-port flexible robot for transoral robotic surgery[J]. European archives of OTO-RHINO-Laryngology,2017,274(11):3993-3996.

[23] LINN TY, SALAMANCA E, AUNG LM, et al. Accuracy of implant site preparation in robotic navigated dental implant surgery[J]. Clinical implant dentistry and related research,2023,25(5):881-891.

[24] AHMAD P, ALAM MK, ALDAJANI A,et al. Dental Robotics: A disruptive technology[J]. Sensors (Basel),2021,21(10):3308.

[25] LI Y, HU J, TAO B, et al. Automatic robot-world calibration in an optical-navigated surgical robot system and its application for oral implant placement[J]. International Journal of computer assisted radiology and surgery,2020,15(10):1685-1692.

第四章　口腔种植机器人手术病例

一、机器人辅助上颌中切牙缺失治疗：不翻瓣种植

摘要：上前牙区缺失牙齿的种植修复一直是种植领域的要点和难点。上前牙区的种植不仅仅需要考虑到恢复牙齿的功能，更重要是充分实现患者的美观需求。由于上前牙区域水平向和垂直向骨量往往较后牙区域差，因此上前牙种植位点的合理选择，以及是否能将种植体准确植入是影响种植美学修复效果长期稳定的关键因素。本病例展示了在口腔种植机器人辅助下行左上前牙的延期种植。在此病例中，患者为一 28 岁男性，因外伤左上前牙缺失 2 年，现完成正畸治疗，要求行左上切牙种植修复。患者种植位点位于前牙美学区，对种植体修复后的美学效果要求高。因此，在术前对患者缺牙区域进行植入位点规划，在口腔种植机器人辅助下精准植入种植体，实现术前规划设计，并且最终取得良好的外科和修复效果。

1. 病例基本情况

主诉：左上前牙缺失 2 年。

现病史：左上颌前牙异位埋伏，两年前因正畸治疗需要而拔除，目前已完成正畸排牙，需行种植修复。

既往史：患者否认系统性疾病史，否认药物过敏史。

2. 临床检查

口外检查：面下 1/3 高度正常。面部无明显不对称。颞下颌关节区无弹响、疼痛，张口度正常，开口型无偏斜。

口内检查：口腔卫生状况一般，口内牙齿见有金属托槽。#21/ 缺失，缺牙间隙尚可，附着龈宽度正常，颌间距离适当，与对颌正常关系，邻牙未见倾斜，颊侧骨壁凹陷。覆合正常，覆盖正常。双侧第一磨牙中性关系；双侧尖牙中性关系。牙列完整，余牙未见异常（图 4-1）。

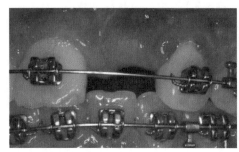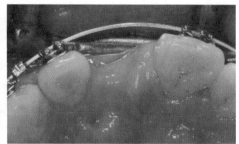

图 4-1 口内照

3. 影像学检查及治疗计划

CBCT 示：#21/ 缺牙区骨密度正常，与周围骨组织密度一致。#21 根方见一颊侧骨质凹陷缺损，为早期 #21 埋伏牙拔除遗留缺损。该缺损区域位于 #21 种植位点根方以及远中。#21/ 牙槽骨高度约 17 mm，牙槽骨唇腭径宽度约 6 mm，#21/ 缺牙区近远中径约 7 mm（图 4-2）。

诊断：牙列缺失。

治疗计划：#21/ 机器人辅助下行种植体植入术。

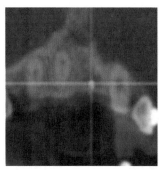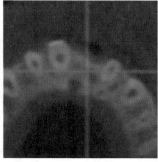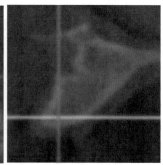

图 4-2 影像学检查

4. 治疗过程

（1）规划种植体位置：手术前，用临时冠材料将定位标记物固定在固定在对侧牙 #22/—#24/ 的位置。患者口内有正畸托槽，需要以正畸保护蜡行倒凹充填。固定好标记物后，患者戴着标记物拍摄 CBCT。

将 CBCT 扫描结果输出为 Dicom 格式导入种植手术机器人内，在机器人内于左上前牙处行植入位点以及种植体的规划设计（图 4-3、图 4-4）。

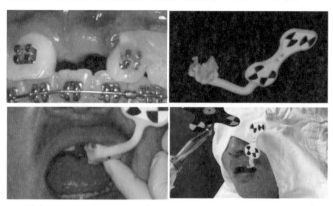

图 4-3　佩戴标定导板

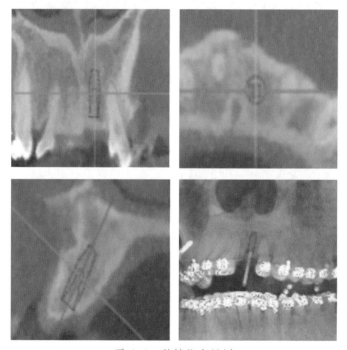

图 4-4　种植位点规划

（2）配准种植机器人：常规消毒铺巾后，将标定板分别移动至鼻尖上方、左右两侧磨牙附近，通过机器人的摄像头进行匹配校准。

（3）机器人手术：#21/碧兰麻下行上牙槽神经阻滞麻醉。于#21牙槽嵴顶部行非翻瓣种植手术，在种植手术机器人辅助下完成定点，机器人按照预设程序自动逐级预备窝洞并植入种植体。

①三棱钻，此钻用于定点定位，通常采用点钻的方式；使用2.0 mm三棱钻预备至窝洞深度一半，即5 mm。

②扩孔钻，选择2.0 mm-3.0 mm-4.0 mm不同直径内扩孔钻逐级备洞，在此钻需要注意提拉，让冷却水能及时降温，因此选择的备洞策略是进三退一，即备3 mm，退1 mm，以实现提拉和降温。扩孔钻预备至种植体要求深度，即10 mm。

③攻丝钻，3.4 mm攻丝钻预备至9 mm，通常采用慢速一钻到底。

④探查种植窝洞，确认种植窝洞的近远中、唇腭向位置及轴向正确。

⑤种植体安装在携带器上，采用慢速一钻到底。植入种植体（Axiom REG，2.8 mm×10 mm，法国），安装种植愈合基台，穿龈式愈合（图4-5、图4-6）。

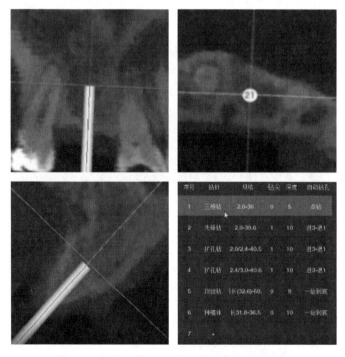

图4-5　手术过程中机器人的实时追踪、校准

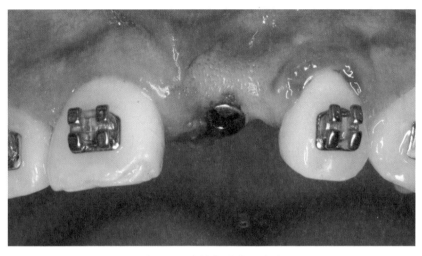

图 4-6　种植术后穿龈愈合

5. 术后精确度评价

将术前、术后 CBCT 数据导入种植机器人验证系统进行重建与配准，根据已知的种植体尺寸信息，由软件自动分割提取种植体植入点和根尖点坐标。分别测量植入位点与根尖点总体偏差、横向偏差、深度偏差以及种植体角度偏差（图4-7、表4-1）。

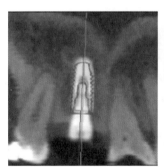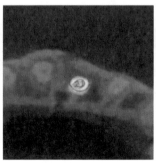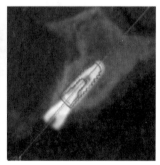

图 4-7　术后分析
（红色区域表示计划的种植体，绿色区域表示实际植入的种植体）

表4-1　种植机器人植入精确度评价表

评价参数	#21
植入点总偏差（mm）	0.63
植入点横向偏差（mm）	0.39
植入点深度偏差（mm）	-0.50
根尖点总偏差（mm）	0.53
根尖点横向偏差（mm）	0.19
根尖点深度偏差（mm）	-0.49
角度偏差（°）	1.24

6. 完成最终修复

患者3个月后回来复诊，#21种植位点穿龈袖口愈合良好，硅橡胶开窗式印模，行#21牙种植体水平转移，记录咬合关系。一周后复诊试戴，口外粘接全瓷冠，就位修复体，调整咬合，基台螺丝加力25 N/cm，unicem粘结剂粘结，树脂封洞（图4-8）。告知患者口腔清洁方式及种植义齿的使用和维护，提醒患者术后半年以及之后的每年复诊。

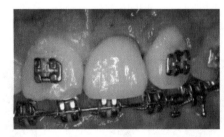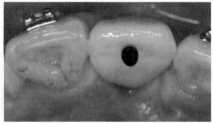

图4-8　种植修复体螺丝开孔位于舌隆突

7. 讨论

该病例是正畸联合治疗病例，现正畸已经恢复患者的咬合关系及修复空间。患者拔除#21埋伏牙时，根方骨质有缺损，因此在规划#21种植位点时，避开骨缺损区域，实现不翻瓣微创手术。种植修复完成后，患者左上切牙美观和咀嚼功能得到很好修复，患者对修复效果满意。

在种植机器人的辅助下，在不翻瓣的情况下准确将种植体植入至合适位点和轴向。不翻瓣手术一方面能够缩短手术时间，减少术中出血，减轻术后反应，提升患者舒适感；另一方面能够保存颊侧骨板血供，减缓骨吸收。而合适的种植位点和轴向设计可以帮助实现种植体上部结构螺丝固位，便于修复体的拆卸、更换和维护。

前牙区因为修复空间小、美学要求高、切牙孔距离近等特点，所以对于种植技术的精准性有着较高的要求。机器人种植是现有种植技术中较能实现术前规划设计的手术方式，这大大增加了未来临床美学修复效果的可预见性。

二、机器人辅助上颌侧切牙缺失治疗：窄间隙种植

摘要：目前种植技术主要有传统自由手种植、静态导板引导下种植、动态导航引导下种植，以及新发展的机器人辅助引导下种植。与前三种种植技术相比，机器人种植技术能提高了植入后种植体位置的准确性，并且降低了手术医生操作的难度。种植修复空间较小时，尤其在上颌侧切牙以及下颌前牙区域，往往对种植体植入位点的精度要求十分高。该病例展示了自主机器人在极窄间隙时植入种植体的精准性。在此病例中，患者为 29 岁女性，正畸治疗后需要行左上侧切牙种植修复。术前影像学检查显示左上侧切牙种植位点根方距离邻牙牙根较近。因此，本病例选择机器人辅助引导下植入种植体，避免植入过程中损伤邻牙牙根、穿通鼻腔等手术风险。

1. 病例基本情况

主诉：左上前牙缺失数年。

现病史：左上前牙缺失数年，已完成正畸治疗，排出修复间隙，现要求种植修复修复缺失牙。

既往史：患者否认系统性疾病史，否认药物过敏史。

2. 临床检查

口外检查：面下 1/3 高度正常。面部无明显不对称、肿胀或擦伤。颞下颌关节区无弹响、疼痛，张口度正常，开口型无偏斜。

口内检查：口腔卫生状况一般，牙面无色素牙石，全口牙龈黏膜未见明显红肿。Ⅰ度深覆𬌗及深覆盖，#22/ 缺牙区牙槽嵴低平，附着龈宽度正常，颌间距离适当，与对颌正常关系，近远中间隙稍小，邻牙未见倾斜。磨牙可见磨耗，

双侧第一磨牙中性关系，双侧尖牙中性关系。#14、#24、#37、#43 缺失，余牙未见异常（图 4-9）。

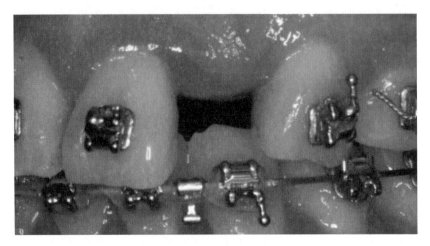

图 4-9 #22/ 缺牙区口内照

3. 影像学检查及治疗计划

CBCT 示：#22/ 缺牙区骨密度正常，与周围骨组织密度一致，周围牙槽骨内无埋伏牙等异常影像。#22/ 牙槽骨用骨高度约 13 mm，牙槽骨唇腭径宽度约 6 mm，#22/ 缺牙区近远中径约 5 mm（图 4-10）。

诊断：牙列缺失。

治疗计划：#22/ 机器人辅助下行种植体植入术。

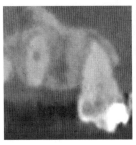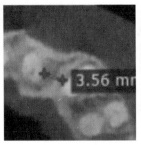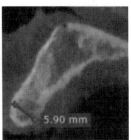

图 4-10 #22/ 种植位点术前影像学检查

4. 治疗过程

（1）规划种植体位置：手术前，用临时冠材料将机器人识别用定位标记物固定在缺牙对侧的右上前牙。患者口内有正畸托槽，需要以正畸保护蜡行倒凹充填。固定好标记物后，患者连同标记物一起拍摄 CBCT。见图 4-11。

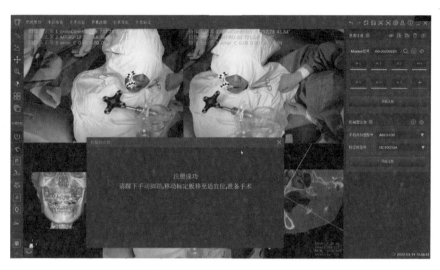

图 4-11　患者佩戴定位器，与标定板进行校准、追踪

将 CBCT 扫描结果输出为 Dicom 格式导入种植手术机器人内。实时在电脑中进行左上侧切牙缺牙区处选择合适种植体型号和尺寸以及规划设计植入位点和轴向深度（图 4-12）。

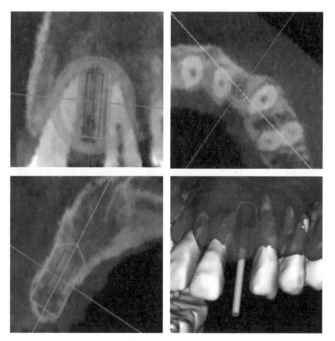

图 4-12　#22/ 种植位点处种植体的规划设计

（2）机器人手术：常规消毒、铺巾。#22/ 行局部浸润麻醉。

配准种植机器人：按照机器人设定程序，安装好机器人各装置后。将标定板分别移动至鼻尖上方、左右两侧磨牙附近，通过机器人的摄像头进行匹配校准。

于#22牙槽嵴顶部行非翻瓣种植手术。在种植手术机器人辅助下完成定点，机器人按照设置种植程序自动逐级预备窝洞：

①三棱钻，此钻用于定点定位，通常采用点钻的方式；使用2.0 mm三棱钻预备至窝洞深度一半，即5 mm。

②扩孔钻，选择2.0~2.4 mm不同直径逐级备洞，在此钻需要注意提拉，让冷却水能及时降温，因此选择的备洞策略是进三退一，即备3 mm，退1 mm，以实现提拉和降温。扩孔钻预备至种植体要求深度，即10 mm。

③攻丝钻，2.8 mm攻丝钻预备至9 mm，通常采用慢速一钻到底。

④探查种植窝洞，确认种植窝洞的近远中、唇腭向位置及轴向正确。

⑤种植体安装在携带器上，采用慢速一钻到底。植入种植体（Axiom REG，2.8 mm×10 mm，法国），安装覆盖螺丝，埋入式愈合（图4-13）。

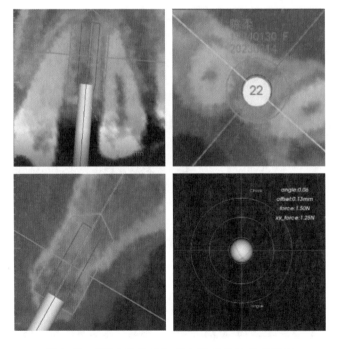

图4-13　#22/ 种植时机器人实时显示手术情况

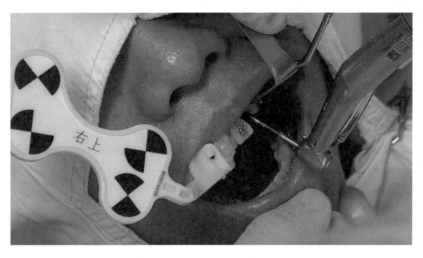

图 4-14　#22/ 种植手术过程中口腔种植机器人的实时监控

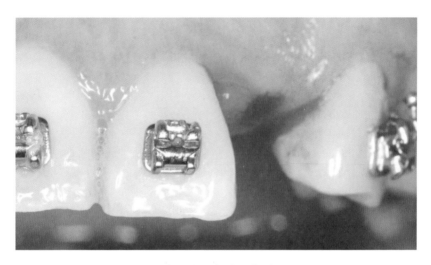

图 4-15　术后口内照

5. 术后精确度评价

将术前、术后 CBCT 数据导入种植机器人验证系统进行重建与配准，根据已知的种植体尺寸信息，由软件自动分割提取种植体植入点和根尖点坐标。分别测量植入位点与根尖点总体偏差、横向偏差、深度偏差，以及种植体角度偏差（图 4-16、表 4-2）。

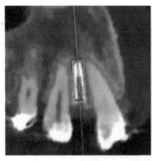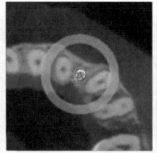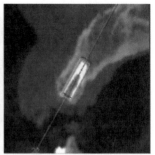

图 4-16　术后分析

（红色区域表示计划的种植体，绿色区域表示实际植入的种植体）

表 4-2　种植机器人植入精确度评价表

评价参数	#22
植入点总偏差（mm）	0.56
植入点横向偏差（mm）	0.05
植入点深度偏差（mm）	−0.56
根尖点总偏差（mm）	0.62
根尖点横向偏差（mm）	0.25
根尖点深度偏差（mm）	−0.56
角度偏差（°）	1.14

6. 种植二期手术

种植完成 4 个月后复诊，22 行种植术区二期手术，种植体周围牙龈成形，并安装种植体愈合基台（图 4-17）。

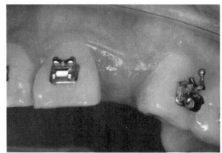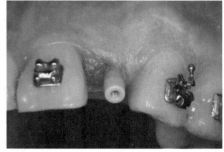

图 4-17　种植二期

7. 种植取模以及戴牙

二期手术2周后，行硅橡胶印模，制作上部冠修复体，1周后试戴（图4-18）。

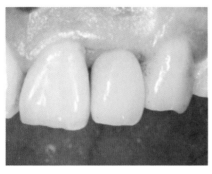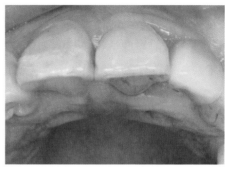

图 4-18　完成最终修复

8. 讨论

该病例通过数字化方式，在影像中规划 #22/ 种植位点，并借助种植手术机器人，精确的将种植体植入到 #21 与 #23 牙根之间的 5 mm 间隙内，植入过程中不损伤邻牙牙根，也未穿通鼻腔，术后种植体极为接近术前规划设计的理想位置。

前牙区因为修复空间小、美学要求高、邻牙牙根距离近等特点，所以对于种植技术的精准性有着较高的要求。相比与现有的数字化种植技术，种植机器人通过与计算机技术结合，实现在手术过程的实时导航，同时借助机械臂的高精度的操作以及极佳的可重复性，极大地减少了因术者手动操作而带来的植入种植体的角度偏差和位置偏差。在这种极小空间下，能在微创情况下取得非常不错的治疗效果，值得推广和应用。

三、机器人辅助上颌中切牙缺失治疗：即刻种植

摘要：在前牙区，即刻种植是常见的种植手术方式之一。这种术式在上前牙骨壁完整时，能有效地保存缺牙区软硬组织形态和轮廓，能更好地实现患者缺牙区的美学和功能重建，并且能缩短治疗周期和时间。但是在即刻种植病例中，由于其存在种植区骨壁不平，缺损大小不一以及创口难以关闭等情况，也是前

牙区种植的热点和难点之一，因此如何实现在即刻种植病例中的按照术前规划精准植入种植体是影响种植成功率以及美学修复效果的关键因素。本病例展示了在口腔种植机器人辅助下的左上前牙即刻种植手术。在此病例中，患者为 24 岁女性，要求行左上前牙种植修复。该病例展示了自主机器人在即刻种植术中的可行性。术前影像学检查显示 #21 残根，根方可，用骨量可。采用机器人辅助手术，精确位点植入，同期植入骨粉，建立良好的植体初期稳定性。

1. 病例基本情况

主诉：左上前牙牙体缺损一个月。

现病史：患者 3 年前于外院行左上前牙根管治疗以及桩冠修复，1 个月前咬硬物不慎致牙冠折断，现自觉影响美观，要求修复。

既往史：患者否认系统性疾病史，否认药物过敏史。

2. 临床检查

口外检查：左右面部基本对称，未见明显肿胀，口角无歪斜，张口度约三横指，张口无偏斜，双侧颞下颌关节区无明显压痛及弹响。

口内检查：全口口腔卫生尚可，咬合关系正常，口腔黏膜完整无破溃，龈缘稍红，#21 残根，唇腭侧断面齐龈，探及腐质，探痛（−），髓腔暴露，可见纤维桩截面，探诊出血，探诊深度 1~3 mm，未见溢脓，根尖区未见瘘管，叩痛 −，缺牙区附着龈宽度 4 mm，牙槽嵴丰满度尚可，缺牙间隙正常，合间距离正常，与对合牙咬合关系正常。邻牙 #11、#22 全冠修复，边缘密合，未见明显倾斜。见图 4-19。

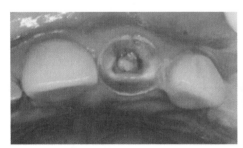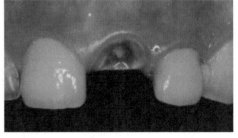

图 4-19 术前口内照

3. 影像学检查及治疗计划

CBCT 示：#21 断面齐平骨面，根管上段见高密度桩影，根管下段见根管充填物影，根尖暂未见异常，根周牙周膜增宽影像，骨内根长不足，根方可，用骨量可。

诊断：#21 残根。

治疗计划：#21 微创拔除（根膜技术）+ 机器人导航下即刻种植 + 同期植骨 + 即刻修复。

图 4-20 为 #21 种植位点设计。

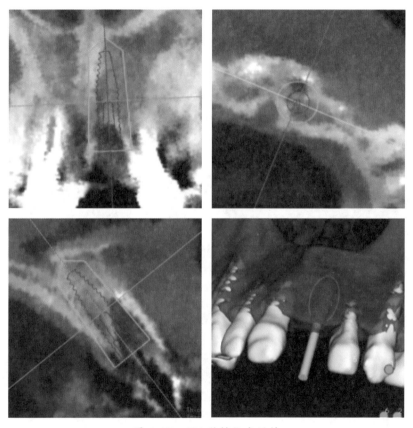

图 4-20 #21 种植位点设计

4. 治疗过程

（1）常规消毒铺巾，行 #21 颊侧浸润麻醉 + 鼻腭神经阻滞麻醉，分离牙龈，动力钻分根，去除阻力，拔除腭侧牙片，保留唇侧 1 mm 厚度根膜，固位稳定（图4-21）。

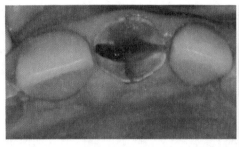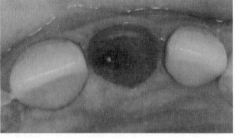

图 4-21 局麻下分根微创拔除 #21 腭侧牙片，保留唇侧 1 mm 根膜，搔刮牙槽窝

（2）75% 乙醇消毒机器人识别用定位标记物，使用临时冠材料（Luxatemp Star，DMG）固定标记物于 2~3 个牙位，使标定导板稳固不移动。

（3）患者佩戴标记物进行头颅 CT 拍摄，导出 Dicom 格式数据，将 CT 数据导入机器人系统的种植体规划设计软件。根据 #21 缺牙区骨质的情况，规划设计种植体（种植体：Straumann BLT 3.3 mm × 14 mm，瑞士）。

（4）种植体规划设计软件设定钻针次序。

（5）种植手机安装标定板，架设追踪光学跟踪定位仪，进行术前"校准—匹配—追踪"步骤（图 4-22）。

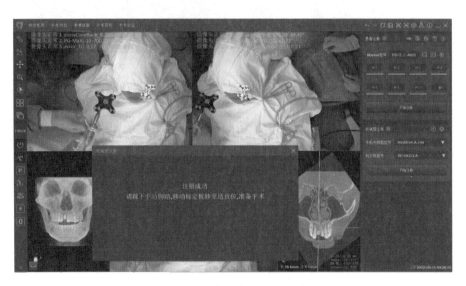

图 4-22 术前校准—匹配—追踪

（6）根据钻针规划顺序，首先使用三棱钻达 14 mm 深度（备洞方式：点钻），接着依次使用先锋钻、扩孔钻（直径：1.8 mm—2.2 mm—2.8 mm）采用"进三退一"的备洞方式达 14 mm 深度。

（7）测量种植窝深度后，机器人辅助下植入种植体（Straumann BLT3.3 mm×14 mm，瑞士）一枚，（扭矩：35 N）。拆卸标记物，同期颊侧跳跃间隙填塞 Geistlich Bio-Oss® Collagen 100 mg。术后制作临时甲冠，复查 CBCT。见图 4-23。

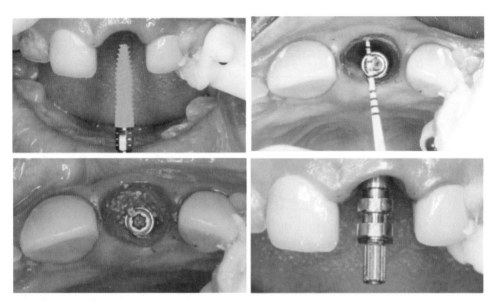

图 4-23　植入种植体（Straumann BLT 3.3 mm×14 mm，瑞士），穿龈愈合，颊侧植入 Geistlich Bio-Oss® Collagen 100 mg，硅橡胶取模，制作临时甲冠

（8）种植体植入位置精确度评价：将术前术后 CBCT 数据导入种植机器人验证系统进行重建与配准，根据已知的种植体尺寸信息，由软件自动分割提取种植体植入点和根尖点坐标。分别测量植入位点总体偏差、种植体根尖点总体偏差及种植体角度偏差（图 4-24、表 4-3）。

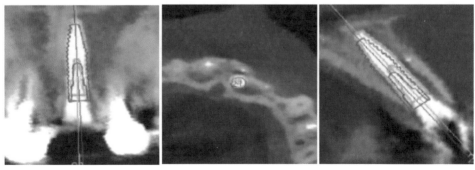

图 4-24　术后分析

（红色区域表示计划的种植体，绿色区域表示实际植入的种植体）

表 4-3　种植机器人植入精确度评价表

评价参数	#21
植入点总偏差（mm）	1.23
植入点横向偏差（mm）	0.65
植入点深度偏差（mm）	1.04
根尖点总偏差（mm）	1.16
根尖点横向偏差（mm）	0.54
根尖点深度偏差（mm）	1.03
角度偏差（°）	1.86

（9）术后 3 天复诊，取下愈合基台，试戴临时修复体，调整邻接及咬合，患者对修复效果满意。基台螺丝加力 35N·cm，unicem 粘结剂粘结，树脂暂封。嘱 3 个月后复诊。见图 4-25。

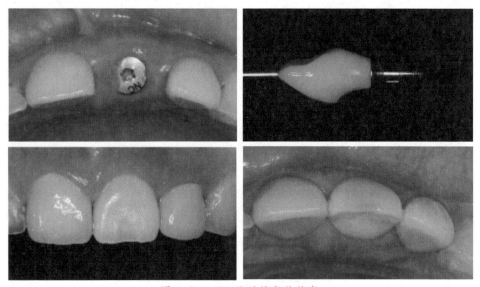

图 4-25　#21 临时修复体修复

（10）4个月后患者复诊，袖口形成良好，制备并就位最终修复体（图4-26）。

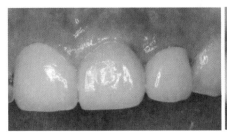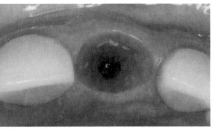

图 4-26　#21 带入最终修复体

5. 治疗结果

该病例通过种植手术机器人，精确地在#21规划种植位点完成种植体植入，同期行骨增量术，在种植手术机器人辅助下，精准控制种植体的轴向及深度，术后即刻行修复，维持了唇侧的软硬组织轮廓，最后的全瓷修复恢复了前牙美观。

6. 讨论

（1）种植手术机器人的优势：种植手术机器人的突出特点在于高准确性和稳定性，同时具备智能化和标准化等优势。它们可以有效解决手术过程中口腔操作空间狭小、视野受限等难题，同时能够提供全程导航操作和自动化控制。这将推动现代口腔诊疗朝着精准化、定量化和高效化的方向迈进，为口腔医学领域带来变革。

（2）种植手术机器人用于即刻种植：种植手术机器人可以稳定地进行手术操作，避免人为因素带来的手术风险，提高即刻种植手术的稳定性和成功率。机器人可以根据预先设定的参数和计划，自动执行手术步骤，减少人工操作的误差和风险。配合术后即刻修复应用于前牙区种植可稳定地维持软硬组织轮廓，实现良好的美学效果。

四、机器人辅助上下颌后牙缺失治疗：上颌窦提升联合自体骨移植

摘要：上颌后牙区种植由于上颌窦的存在，往往可用骨高度不足，需要行上颌窦提升以增加垂直向骨量。上颌窦提升术是每个种植医生必须掌握的手术

技能。口腔种植机器人在常规病例中已经显示出其高精度的种植位点的预备以及控制。但面对需要行上颌窦提升的患者,如何结合机器人种植来优化改善操作,是值得认真思考的课题。该病例展示了自主机器人在上后牙种植同期行上颌窦提升手术的可行性。同时本病例存在下颌后牙缺失,利用机器人手术原位取骨后植入种植体也是本病例的亮点。在此病例中,患者为 56 岁女性,右侧上下后牙缺失,要求行种植修复。影像显示右上后牙种植位点由于上颌窦底骨高度不足,需要行上颌窦提升术;同时下颌也需要种植。因此设计行右下颌自主机器人下环形取骨,将取得的自体骨用于右上颌上颌窦提升术,同期植入上下颌种植体,最大限度实现精准、微创的治疗方案。

1. 病例基本情况

主诉:右上下上后牙缺失数年。

现病史:右侧上下后牙因松动拔除数年,现影响咀嚼以及美观,来诊要求种植修复。

既往史:患者否认系统性疾病史,否认药物过敏史。

2. 临床检查

口外检查:面下 1/3 高度正常。无明显面部不对称、肿胀或擦伤。无颞下颌关节弹响或张口受限和偏斜。

口内检查:口腔卫生尚可。#16、#17、#46、#47 缺失,缺牙间隙颌龈距尚可,磨牙中性关系,Ⅰ度深覆𬌗深覆盖(图 4-27)。

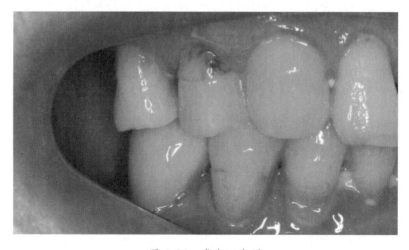

图 4-27 · 患者口内照

3. 影像学检查及治疗计划

CBCT 示 #46 可用骨宽度约 10 mm，可用骨高度约 15 mm，颊侧骨板略凹陷。#16 可用骨宽度约 8 mm，可用骨高度约 5 mm，颊侧骨板略凹陷。

诊断：牙列缺损。

治疗计划：与患者沟通后，患者仅想完成 #16、#46 种植修复，选择以下治疗方案。

（1）#46 机器人辅助下取自体骨同期行种植体植入术。

（2）#16 机器人辅助下行上颌窦提升术同期行种植体植入术。

4. 治疗过程

（1）规划种植体位置：手术前，选择固定于上下颌的成品定位标记物。用临时冠材料将定位标记物固定在对侧前磨牙的位置。上下颌同时安装，但是要看看患者的张口度以及是否会干扰到手术实施。固定好标记物后，患者戴着标记物拍摄 CBCT。将 CBCT 扫描结果输出为 Dicom 格式导入种植手术机器人内，完成 #46、#16 植入位点以及种植体的规划设计（图 4-28、图 4-29）。常规消毒、铺巾，并完成种植机器人的安装以及摄像头和种植手机的标定。

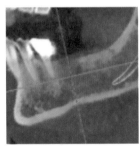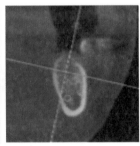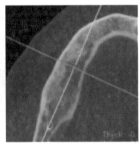

图 4-28 #46 种植位点影像学检查以及种植位点设计

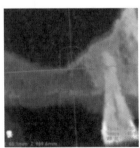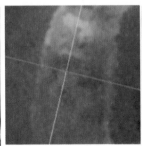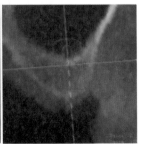

图 4-29 #16 种植位点影像学检查以及种植位点设计

图 4-30 为口内标定板的固位与机器臂的注册。

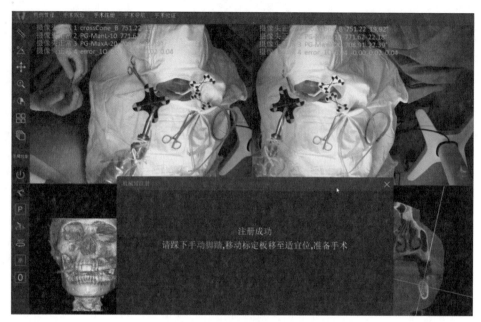

图 4-30　口内标定板的固位与机器臂的注册

（2）#46 机器人辅助下取自体骨同期行种植体植入手术。

预先设计好右下第一磨牙处设计环形取骨位点以及植入位点。行下牙槽神经组织麻醉，于 #46 牙槽嵴顶部切开翻瓣，暴露骨面。机器人按照预设程序自动逐级预备窝洞并植入种植体。

①球钻，先选择 5 mm 大球钻，采用点钻的方式来预备平台，避免侧滑。

②环形取骨钻，由于术前已经设计好 #46 位点种植体（Straumann BL 4.8 mm×10 mm，瑞士），为了尽量获得自体骨，选择 4.0 mm 直径的环形取骨钻进行备洞，以完整取出自体骨柱后研磨至骨粉状备用。选择的备洞策略是预备 3 mm，退 1 mm，实现提拉和降温。取骨钻预备至种植体要求深度 10 mm。需要注意的是，由于环形取骨钻底部与自体骨接触面积不大，刚开始备洞容易出现震颤，需要术者帮助患者头位固定。

③扩孔钻，选择 4.2 mm 直径扩孔钻逐级备洞，在此钻需要注意提拉，让冷却水能及时降温，因此选择的备洞策略是进三退一，即备 3 mm 退 1 mm，以实现提拉和降温。扩孔钻预备至种植体要求深度，即 10 mm。

④攻丝钻，4.20 mm 攻丝钻，预备至 9 mm，通常采用慢速一钻到底。

⑤探查种植窝洞，确认种植窝洞的近远中、唇腭向位置及轴向正确。

⑥种植体安装在携带器上，采用慢速一钻到底，植入种植体，安装覆盖螺丝，埋入式愈合（图4-31）。

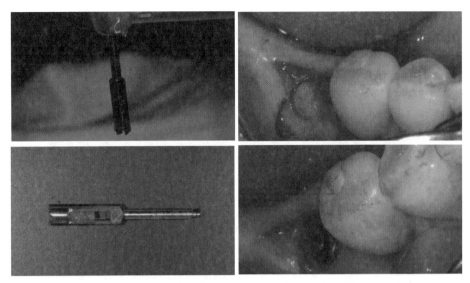

图4-31　在种植机器人辅助下于#46取自体骨柱，植入种植体

（Straumann BL 4.8mm×10mm，瑞士）

（3）#16机器人辅助下行上颌窦提升术同期植入种植体。

预先设计好右上第一磨牙处设计环形取骨位点以及植入位点，可用骨高度约4mm，需要提升最少4mm上颌窦。行上牙槽后神经组织麻醉和局部浸润麻醉，于16牙槽嵴顶部切开翻瓣，暴露骨面。机器人按照预设程序自动逐级预备窝洞并植入种植体。

①球钻，此钻用于定点定位，通常采用点钻的方式；使用2.0mm三棱钻预备至2mm。

②扩孔钻，选择2.0~4.2mm不同直径扩孔钻以800r/min逐级备洞，预备至上颌窦底部，即4mm处。在此钻需要注意提拉，让冷却水能及时降温，因此选择的备洞策略是进二退一，即备2mm退1mm，以实现提拉和降温。扩孔钻预备至上颌窦底部骨板处。

③探查种植窝洞，检查上颌窦底部骨板是否完整。

④扩孔钻，选择4.2mm直径扩孔钻以25r/min缓慢备洞，备洞深度较前增加1mm，至深度5mm。以深度测量尺探查上颌窦底部骨板部分突破，但是上

颌窦底部黏膜完整。再增加 1 mm 备洞深度至 6 mm，后继续以深度测量尺检查底部情况。之后以 0.5 mm 的幅度逐渐提升上颌窦黏膜至 9 mm 高度。

⑤再次探查种植窝洞，确认上颌窦黏膜完整，确认种植窝洞的近远中、唇腭向位置及轴向正确，然后将自体骨块研磨成骨屑并植入上颌窦底。

⑥种植体安装在携带器上，采用慢速一钻到底，手动植入种植体（Straumann BL 4.8 mm×8 mm，瑞士）1 枚，安装覆盖螺丝，埋入式愈合（图 4-32）。

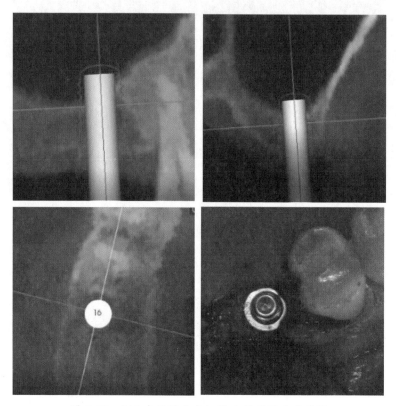

图 4-32　#16 在种植手术机器人辅助下完成种植

（在种植手术机器人辅助下于 #16 完成定点，逐级备洞，先锋钻预备至 5 mm，3.5 mm 扩孔钻预备至 6 mm，4.1 mm 扩孔钻预备至 6.5 mm，探查种植窝洞，确认上颌窦黏膜完整，将自体骨块研磨成骨屑并植入上颌窦底，手动植入种植体）（Straumann BL 4.8 mm×8 mm，瑞士）

5. 术后精确度评价

将术前术后 CBCT 数据导入种植机器人验证系统进行重建与配准，根据已知的种植体尺寸信息，由软件自动分割提取种植体植入点和根尖点坐标。分别测量植入位点总体偏差、种植体根尖点总体偏差及种植体角度偏差（图 4-33、表 4-4）。

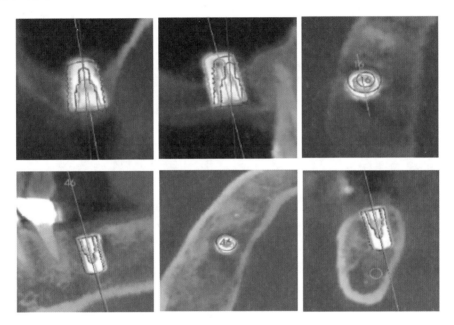

图 4-33　术后分析

（红色区域表示计划的种植体，绿色区域表示实际植入的种植体）

表 4-4　种植机器人植入精确度评价表

评价参数	#16	#46
植入点总偏差（mm）	0.79	0.50
植入点横向偏差（mm）	0.47	0.46
植入点深度偏差（mm）	0.64	−0.20
根尖点总偏差（mm）	1.62	0.51
根尖点横向偏差（mm）	1.53	0.47
根尖点深度偏差（mm）	0.53	−0.20
角度偏差（°）	9.65	1.29

6. 最终修复

患者 3 个月后回来复诊，#16、#46 种植体水平转移，#16、#46 使用 Straumann Variobas 基台进行粘结固位修复（图 4-34）

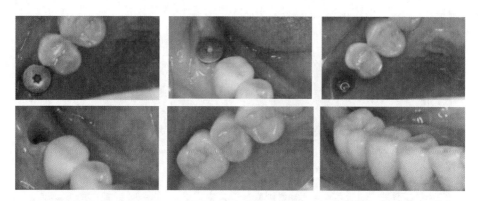

图 4-34　术后三个月，种植穿龈袖口愈合良好，制取印模，#16、#46 粘结固位修复

7. 讨论

该病例通过种植手术机器人，并且结合病例自身特点，患者需要行 #16、#46 种植，且 #16 需要行上颌窦提升术。因此在设计时候就安排 #46 取自体骨并作为植骨材料充填至 #16 上颌窦内。同时在种植手术机器人辅助下，精确地取出 #46 种植术区自体骨并不影响 #46 种植位点的精确度；同时本病例首次采用机器人手术精准预备到上颌窦底而不损伤上颌窦黏膜，完成上颌窦提升并植入种植体。

种植体的精确植入是种植手术成功的关键。如果种植体植入位置不佳，会使后期种植修复难度大幅增加。与自由手操作相比，机器人具有定位准确、状态稳定、工作尺度范围大等优势。通过与计算机技术匹配，口腔种植机器人可以增强医生对手术现场的感知、决策和操作能力，辅助医生进行精确的种植位点预备。

在该病例中，术者设计在下颌种植位点制备自体骨柱，将自体骨用于上颌窦提升。在种植机器人辅助下，精准的在规划位点取得自体骨然后并在该位点植入种植体，术后精度分析显示 #46 植入偏差在临床可允许的范围内。若采用自由手操作，由于该种植窝洞非常规逐级预备，可能出现由于位点不准确或钻头滑脱，导致的后续种植体植入出现明显偏差。

在该病例中，术者通过种植机器人辅助，逐步将扩孔钻逐级预备至右侧上颌窦底并穿破窦底骨板，窦底黏膜不穿孔。传统上颌窦提升术使用上颌窦内提升器械轻轻敲击种植窝内的柱形骨块并使其与上颌窦底黏膜分离，相比之下，种植机器人减轻患者手术痛苦，其操作更精准，真正实现了微创种植治疗。

五、机器人辅助上颌牙列缺损治疗：上颌牙列双层皮质骨固位种植即刻修复

摘要：无牙颌的修复方式有活动义齿、种植体支持的覆盖义齿、种植体支持的固定义齿三种方式。与传统全口义齿和种植覆盖义齿相比，种植体支持的固定义齿具有固位及稳定效果好、咀嚼效率高、美观效果好及舒适度高的优点，修复后患者满意度更高。在无牙颌患者种植修复当中，通过选择合适的种植位点以及种植修复方式，从而实现种植术后即刻修复，缩短患者的无牙期，是此类病例中患者最能接受的治疗方案。该病例展示了自主机器人在上半口无牙颌即刻种植修复的流程。在该病例中，患者为 59 岁女性，要求行上颌种植固定义齿修复。本病例创新性地设计时选择合适位点实现种植体的双皮质固位，并将牙支持导板与标记物组合，以确保标记物的稳定固位。在口腔种植机器人的辅助下，实现上颌 6 枚种植体的精准植入，并完成种植支持的即刻修复，取得良好的治疗效果。

1. 病例基本情况

主诉：上颌多颗牙缺失数年。

现病史：患者上颌多颗牙缺失数年，曾行上颌活动义齿修复，现自觉活动牙咀嚼不适，要求种植修复。

既往史：糖尿病病史，平素规律服药，血糖控制在 8.8 mmol/L 以下，否认药物过敏史以及其他手术病史。

2. 临床检查

口外检查：患者由于缺牙呈现苍老面容，鼻唇沟较深，面部左右不对称。面下1/3高度降低，凸面型，中位笑线。无颞下颌关节弹响或张口受限（图4-35）。

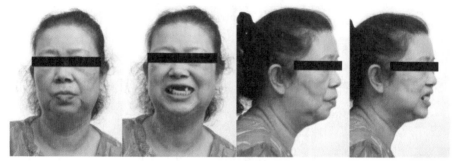

图 4-35 术前面照

口内检查：上颌牙列缺损，仅余留 #13、#23，松Ⅰ°，牙龈退缩达釉牙骨质界下3 mm，上颌缺牙区牙槽嵴宽度高度尚可，#44~#47缺失，#37~#43见固定桥修复，上颌牙弓基本呈方圆形，下颌牙弓呈卵圆形，上颌牙槽嵴存在颊舌向宽度及殆龈向高度不对称。口腔卫生一般，全口牙龈萎缩，牙结石（+）。颌间距离正常，旧义齿咬合关系不稳定（图4-36）。

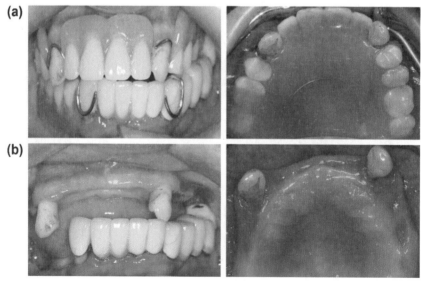

图 4-36 患者口内照
（a. 佩戴旧义齿；b. 未佩戴旧义齿）

3. 影像学检查

依据患者的石膏模型以及原有活动牙制作放射导板。患者戴放射导板，拍摄闭口位 CBCT。CBCT 显示上颌后牙区可用骨宽度 6~8 mm，上颌前牙区可用骨宽度 5~6 mm，上颌可用骨高度 13~15 mm（图 4-37）。

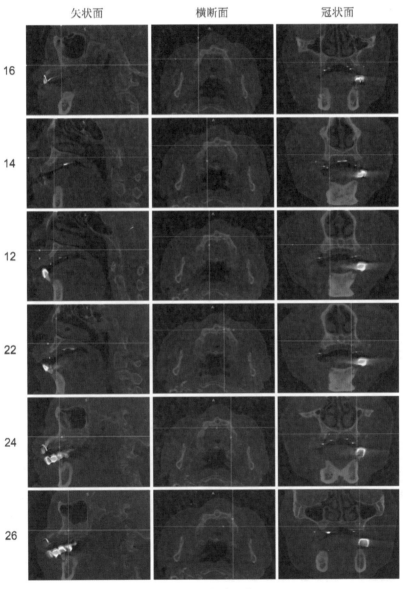

图 4-37　影像学检查

4. 诊断

上颌肯式Ⅰ类牙列缺损；下颌肯式Ⅱ类牙列缺损。

5. 治疗计划

患者要求先行上颌种植修复，后视情况再行下颌治疗。因此，充分结合患者骨量情况，行上颌非翻瓣手术。于双侧上颌侧切牙及第一前磨牙、第一磨牙位置各植入 1 枚 Axiom BL REG 种植体。术后行即刻修复。4 月后再行更换临时固定义齿。待后期下颌完成种植后，再上下颌永久修复。

6. 治疗过程

（1）将 CBCT 扫描设计种植体位置：利用原有义齿作为放射导板，患者佩戴放射导板进行 CBCT 拍摄，[图 4-38 结果输出为 Dicom 格式导入导板设计软件（coDiagnostiX，Dental Wings GmbH，Chemn）]，规划固位钉位点以及种植体位点：#12、#14、#16、#22、#24、#26，其中 #14、#16、#24、#26 设计为双皮质骨固位，制作组合式导航标定板[带机器人识别用定位器的标定板以及牙支持式固位导板（#13、#23）]（图 4-39、图 4-40）。

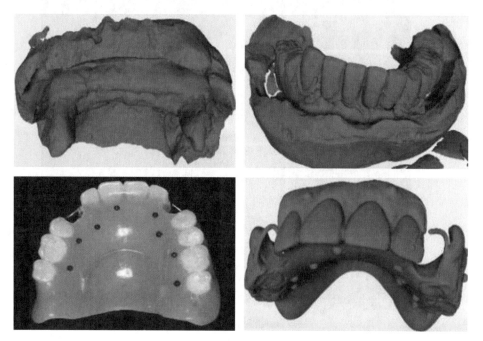

图 4-38　上下颌石膏模型以及放射导板仓扫

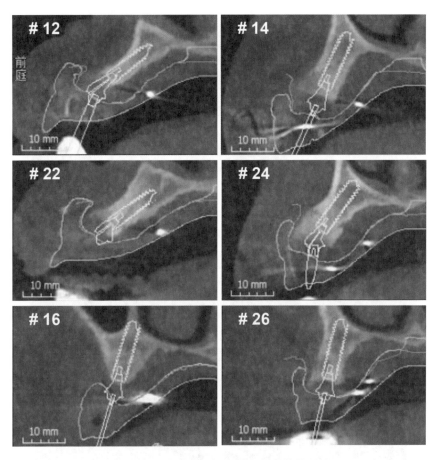

图 4-39　规划固位钉位点以及种植体位点

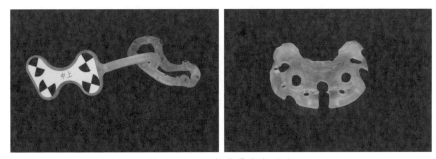

图 4-40　组合式导航标定板

（2）组装带有机器人识别用定位器的标定板和固位导板，局部浸润麻醉，组合导板就位后打入固位钉（#15、#17、#25、#27）（图 4-41），为安装好定位器的患者拍摄 CBCT，将 CBCT 扫描结果输出为 DICOM 格式导入种植手术机器人内，同时导入第一次手术规划设计方案，利用新拍摄CT的瓷珠与原有瓷珠匹配，完成手术准备。（图4-42）。

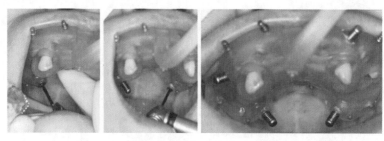

图4-41　组合式导航标定板就位于患者上颌

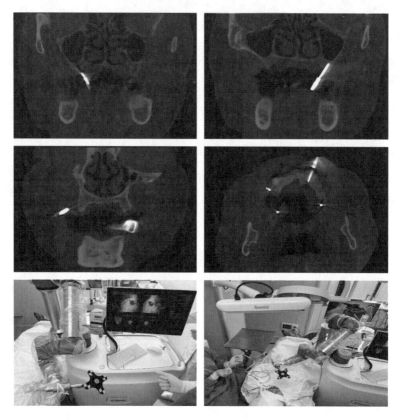

图4-42　安装固位钉，种植手机校准—匹配—追踪

（3）机器人手术：常规消毒、铺巾。取下牙支持式引导导板，再次校对标定板就位情况，先调整手机位置至L处，配准种植机器人。拔除#13、#23（图4-43）。

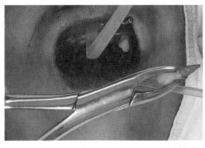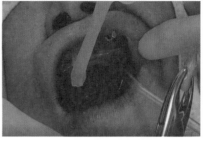

图 4-43　取下牙支持式固位导板，拔除 #13、#23

（4）机器人按照预设程序自动逐级预备窝洞并植入种植体。首先按照既定设计安排完成左边半口种植；后调整种植手机至正中位置，重新配准标定后完成右侧上半口种植。在种植手术机器人辅助下完成定点（#12、#14、#16、#22、#24、#26），预备种植窝洞（图 4-44）。

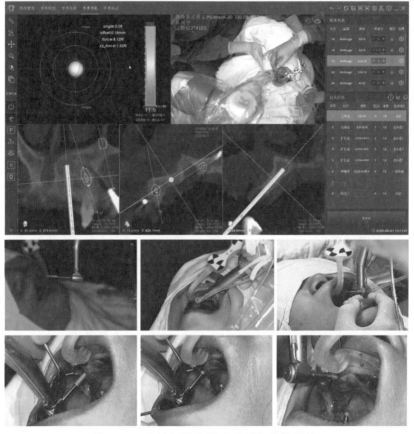

图 4-44　种植机器人辅助下预备种植窝洞

结合术前规划，选择不翻瓣手术，直接行种植备洞。根据钻针规划顺序，具体操作如下：

①三棱钻，此钻用于定点定位，通常采用点钻的方式；使用 2.0 mm 三棱钻，预备至窝洞深度一半。

②扩孔钻，选择 2.0~4.0 mm 不同直径逐级备洞，在此钻需要注意提拉，让冷却水能及时降温，因此选择的备洞策略是进三退一，即备 3 mm，退 1 mm，以实现提拉和降温。扩孔钻预备至种植体要求深度。

③攻丝钻，3.4 mm/4.0 mm 攻丝钻预备至种植体要求深度，通常采用慢速一钻到底。这一步不能省略，否则很容易导致种植体植入扭力过大。

④探查种植窝洞，确认是否存在骨壁缺损，种植窝洞的近远中、唇腭向位置及轴向正确。由于机器人的操作，术者无法感知周围骨质和骨量情况，因此探查是非常必要的。

⑤种植体安装在携带器上，采用慢速一钻到底。机器人辅助下植入种植体。将 4 颗种植体 Axiom 4.0 mm×14 mm 分别用 35N·cm 植入 #16、#14、#26、#24 窝洞中，将 2 颗种植体 Axiom 3.4 mm×12 mm 分别用 35N·cm 植入 #12、#22 窝洞中，于种植体上安装愈合基台（图 4-45）。

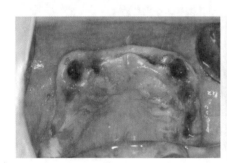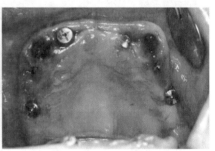

图 4-45　安装愈合基台

（5）即刻修复：#12、#14、#22、#24 接入种植体水平转移杆，制取上颌修复印模，记录颌位关系，送技工室制作即刻修复体。最终戴入即刻修复体。调整咬合，避免前伸牙合及侧方牙合干扰。上颌即刻修复完成后拍摄 CBCT，其结果显示上颌种植体植入位点良好。嘱患者 2 个月内进软食，即刻负重后前三周，每周复诊检查并调整咬合，之后每个月复诊检查（图 4-46、图 4-47）。

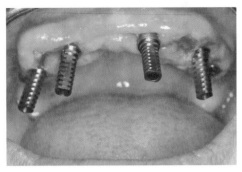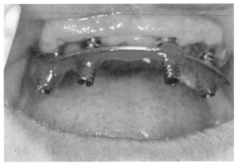

图 4-46　植入种植体后就位愈合基台，制取印模

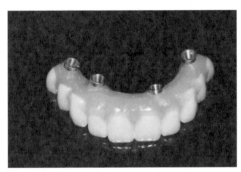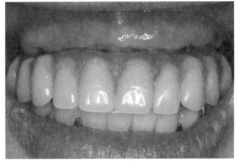

图 4-47　戴入 #15~#25 种植支持临时修复体

（6）最终修复：即刻负重 3 个月后复诊，CBCT 示种植体位置适宜，周围骨结合状况良好。制取最终修复体印模，记录颌位关系，试排牙，最终完成修复体戴入。因患者还需要行下颌种植修复，因此仍然将修复体设计成 6 颗种植体支持的临时修复体（图 4-48、图 4-49）。

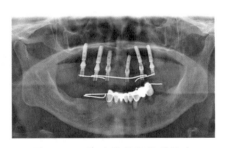

图 4-48　临时修复影像学检查

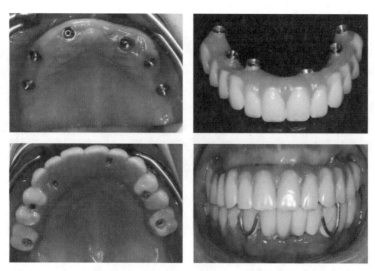

图 4-49   戴入 #16~#26 种植支持临时修复体

7. 术后精确度评价

将术前术后 CBCT 数据导入种植机器人验证系统进行重建与配准，根据已知的种植体尺寸信息，由软件自动分割提取种植体植入点和根尖点坐标。分别测量植入位点总体偏差、种植体根尖点总体偏差及种植体角度偏差（图 4-50、表 4-5）。

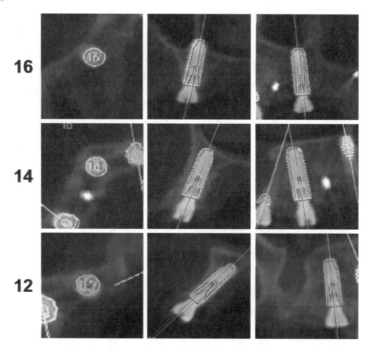

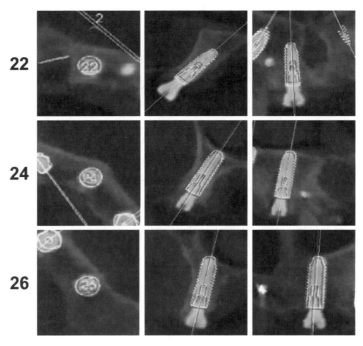

图 4-50 术后分析

（红色区域表示计划的种植体，绿色区域表示放置的种植体）

表 4-5 种植机器人植入精确度评价表

评价参数	#16	#14	#12	#22	#24	#26
植入点总偏差（mm）	0.61	0.33	0.65	1.03	0.46	0.50
植入点深度偏差（mm）	0.34	0.27	0.48	−1.01	0.35	0.20
植入点横向偏差（mm）	0.51	0.19	0.44	0.19	0.30	0.45
根尖点总偏差（mm）	0.59	0.31	0.56	1.03	0.55	0.61
根尖点深度偏差（mm）	0.34	0.27	0.47	−1.02	0.35	0.20
根尖点横向偏差（mm）	0.48	0.17	0.30	0.16	0.42	0.57
角度偏差（°）	0.41	1.44	0.87	0.98	0.54	1.09
ISQ	83	81	61	55	76	86

8. 小结

该病例通过创新性设计组合式标定板，在种植手术机器人辅助下精确完成上半口不翻瓣即刻种植即刻修复，没有发生手术并发症（上颌窦穿孔、种植体根部侧穿等），6 枚种植体均达到术前设计位点，且初期具有良好的稳定性。

从术后精度分析得知，6 枚种植体均良好的到达了术前设计位点，精度偏差在临床可允许的范围内。种植机器人在该病例能取得良好的精度主要有以下三个原因：①患者空间与机械臂空间的配准采用自动配准技术，相对肉眼参照导航图像，手动配准，可以有效提高配准精度，达到临床需求。②窝洞制备过程中，由定位精度和一致性较高的机械臂把持种植手机进行，限制了窝洞制备的角度和深度，以便减少人为因素对种植精度的影响。③在该病例中，本治疗组创新性地设计了带有瓷珠的组合标定板，相比黏膜支持式导板，个性化定制的牙支持式固位导板能确保标定板就位，同时标定板上的磁珠可以再次校对标定板的就位情况。因此对无牙颌种植患者，使用组合标定板是有必要的，进一步的精确度分析还需要更多临床病例验证。

虽然种植机器人有以上的优点，不可否认的是其仍然具有可改进的空间。具体包括：①拍摄 CBCT 带来的误差是最原始的误差，会影响所有数字化种植手术的精度，包括种植机器人，其误差可能来源于体素尺寸，曝光时间，视野大小，金属伪影。②与数字化导航手术相似，标定板的制作材料、制作方式和固定位置会对机器人手术精度造成影响。③除此以外，种植机器人会有内在误差，据厂家数据，机械臂的精度为平均为 0.156 mm。但是总体而言，口腔种植机器人在无牙颌种植当中能起到非常精准的结果，令人满意。

六、机器人辅助下颌牙列缺损治疗：下颌牙列即刻种植修复

摘要：无牙颌种植修复存在治疗时间长、复诊次数多、治疗程序繁杂等问题，造成患者的不便利，极大地影响着患者美观、言语、咀嚼等功能，甚至影响患者消化功能与精神状态。在本病例中，患者下颌牙列部分缺失，鉴于患者下颌剩余天然牙均无保留价值，且下颌后牙区可用牙槽骨高度不足，如何在微创种植原则下，

精准避开下颌神经管并缩短治疗周期是本病例的治疗关键。因此,我们采用自主机器人辅助种植手术,通过术前虚拟设计避开下颌神经管与拟拔牙术区,在拔除余留天然牙后,即刻利用自主机器人辅助进行精准种植,充分协调有限的骨质条件与种植空间,避免拔牙后牙槽骨的骨改建吸收,规避了骨增量相关的手术创伤,在一定程度上也缩短了患者的治疗周期。本病例阐明了口腔种植自主机器人在无牙颌种植修复中的高效性,并充分体现了数字化种植技术的微创原则。

1. 病例基本情况

主诉:全口多数牙缺失数月。

现病史:患者自诉左侧上、下后牙缺失数月,口内余牙曾行固定义齿修复,自觉影响咀嚼功能,要求种植修复,遂来就诊。

既往史:否认系统性疾病史、重大疾病史及药物食物过敏史。

2. 临床检查

口外检查:面下 1/3 高度正常,面部软组织轻度塌陷,鼻唇沟明显,双侧殆面部基本对称,无明显肿胀或擦伤,无张口受限、张口向左偏斜,未发现颞下颌关节弹响(图 4-51)。

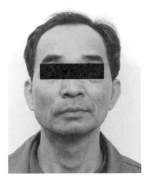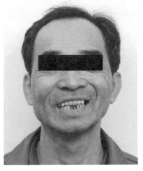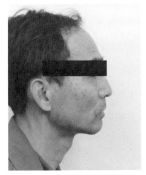

图 4-51 术前面照

口内检查:口腔卫生差,全口牙龈红肿,CPI=4,下颌 #35、#36、#37、#44、#46、#47 缺失,缺牙区牙槽嵴低平,附着龈宽度正常,颌间距离适当,与对颌咬合关系正常;#31、#32、#33、#34、#41 松Ⅱ°,牙龈稍红肿,无明显叩痛,牙周袋 8~10 mm;#42~#47 烤瓷桥修复,桥体松动Ⅱ°,烤瓷冠边缘欠密合,牙龈红肿,基牙 #42、#43、#45 根面暴露。上颌 #16、#17、#24~#27 缺失,缺牙区牙槽嵴低平,颌间距离适当,与对颌咬合关系正常;#14、#15 松动Ⅰ°，牙龈红肿，根面暴露，牙周袋 5~7 mm，#12~#13、#11~#23 烤瓷冠桥修复，松动，无明显叩痛，修复体边缘欠密合（图 4-52）。

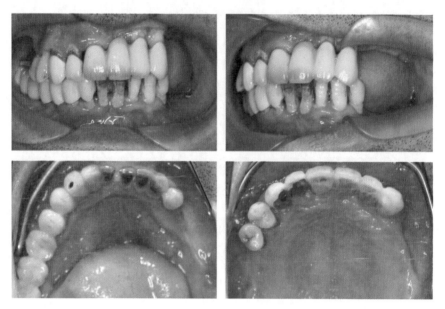

图 4-52　患者口内照

3. 影像学检查

下颌：#31、#32、#33、#34、#41、#42、#43、#45 牙槽骨吸收至根尖，缺牙区 #35、#36、#37 剩余牙槽骨高度为 5~9 mm；骨宽度为 4~7 mm；#44、#46、#47 剩余牙槽骨高度为 8~12 mm；骨宽度为 5~8 mm。

上颌：#11、#21、#22、#23 牙槽骨吸收至根尖，#12、#13、#14、#15 牙槽骨吸收至根中 1/3 处。缺牙区 #16、#17 剩余牙槽骨高度为 2~3 mm；骨宽度为 6~7 mm；缺牙区 #24~#27 剩余牙槽骨高度为 1~3 mm；骨宽度为 6~8 mm。

4. 诊断

上颌肯式Ⅱ类牙列缺损；下颌肯式Ⅱ类牙列缺损。

5. 治疗计划

上颌：拔除 #11、#21、#22、#23，鉴于上颌后牙区牙槽骨重度垂直向吸收，告知患者上颌后牙区骨增量手术方案较复杂，经协商，患者选择暂时上颌可摘活动义齿修复。

下颌：种植手术前拔除 #41、#31、#32，存留 #33、#34、#41、#43、#45

以便于个性化定位导板的固定与支撑,种植术中拔除 #33、#34、#41、#43、#45。拟于 #32、#34、#36、#42、#44、#46 缺牙区在自主机器人辅助下种植。下颌种植术后行即刻固定义齿过渡修复缺牙,最终行下颌牙列缺失种植固定修复。

6. 治疗过程

（1）术前准备及手术设计:阿替卡因局麻下拔除 #41、#31、#32,搔刮牙槽窝,复位牙槽骨,压迫止血,抗炎治疗。待拔牙创愈合后采用传统印模方式制取上、下颌印模,灌制石膏模型,制作下颌个性化放射导板,对放射导板以及上下颌石膏模型进行仓扫（图 4-53）。

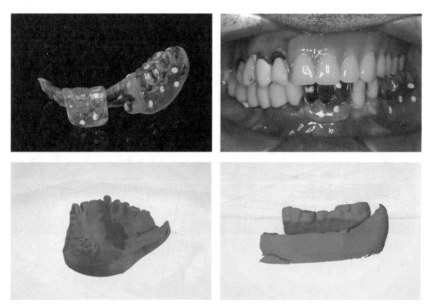

图 4-53　下颌固位导板的设计与制作

（2）术前佩戴放射导板拍摄 CBCT,将 CBCT 图像导出为 Dicom 格式,设计并制作下颌个性化固位导板以及即刻修复义齿支架（图 4-54a、b、c、d）,并在系统软件上虚拟设计固位钉和种植体位置（图 4-55）。

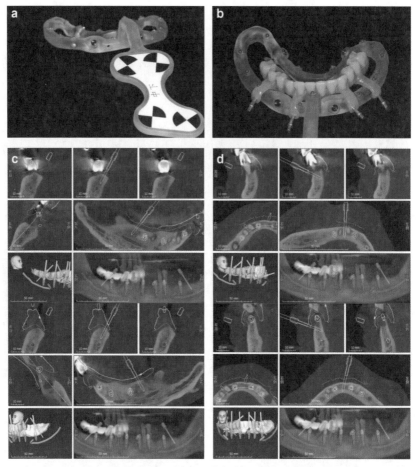

图 4-54 下颌固位导板的设计与制作

（a. 下颌个性化固位导板；b. 下颌即刻修复义齿支架；c. 舌侧固位钉定位设计；d. 唇
颊侧固位钉定位设计）

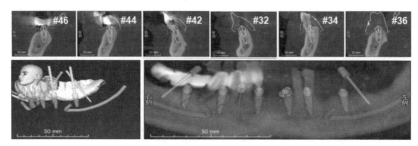

图 4-55 虚拟设计种植体植入位置

（3）组装带有机器人识别用定位器的标定板和咬合引导固位导板，局部浸
润麻醉，组合导板就位后打入下颌颊舌侧固位钉，为安装好定位器的患者拍摄

CBCT，将 CBCT 扫描结果输出为 Dicom 格式导入种植手术机器人内，同时导入第一次手术规划设计方案，利用新拍摄 CT 的磁珠与原有磁珠匹配，完成手术准备（图 4-56）。

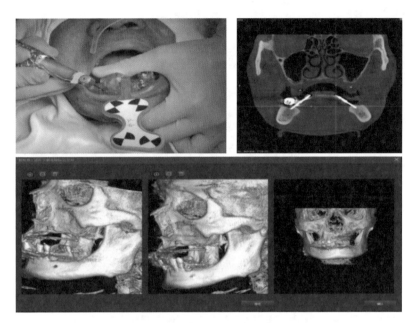

图 4-56 术前固位导板的固定与机器人系统的校准匹配

（4）手术操作：阿替卡因局部麻醉下拔除 #33、#34、#41、#43、#45，搔刮牙槽窝，复位牙槽骨。行牙槽嵴顶切口，翻开全厚瓣，外科医生将机器人的机械臂移动至术区附近，系统自动进行校准，根据手术计划，由机械臂自动完成窝洞预备，医生实时监测系统反馈的钻孔数据（如深度、方向、扭力），并勘察实际钻孔位置。种植手术机器人辅助下的备洞程序如下（图 4-57）：

① #32、#34、#42、#44：三棱钻（d = 2.0 mm）预备至 5 mm 深度，选择 2.2~3.5 mm 扩孔钻逐级预备至 10mm 深度，行颈部成型以及攻丝，完成窝洞预备。探查种植窝洞，确认骨壁完整，机器人辅助下植入 ITI 非亲水 BLT 系统种植体（4.1 mm × 10 mm）。

② #36、#46：三棱钻（d = 2.0 mm）预备至 4 mm 深度，选择 2.2 ~3.5 mm 扩孔钻逐级预备至 8 mm 深度，行颈部成型以及攻丝，完成窝洞预备。探查种植窝洞，确认骨壁完整，机器人辅助下植入 ITI 非亲水 BLT 系统种植体（4.1 mm × 8 mm）。

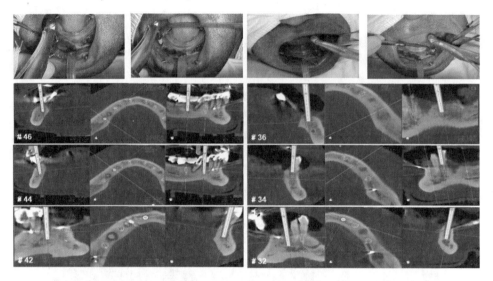

图 4-57　自主机器人辅助下的窝洞预备与种植体植入

术后当时行种植取模，利用其中 4 枚种植体制作过渡性覆盖义齿。佩戴过渡性覆盖义齿，义齿边缘密合，调整患者咬合至稳定颌位，患者对临时修复效果满意（图 4-58）。

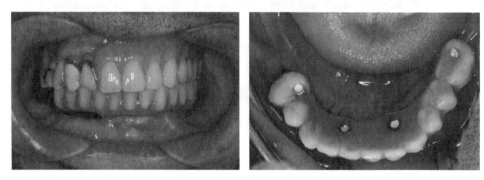

图 4-58　术后通过口内扫描制作过渡性覆盖义齿

7. 术后精确度分析

术后精确度分析方法同上一章节所述。如图 4-59 所示，本病例种植体虚拟计划的位置与实际植入的种植体位置同样也显示出较高的匹配性，种植体植入点（冠方）偏差、根尖点偏差以及角度偏差均控制在临床安全范围内（表 4-6），这提示了机器人辅助下颌无牙颌种植手术的高准确性。

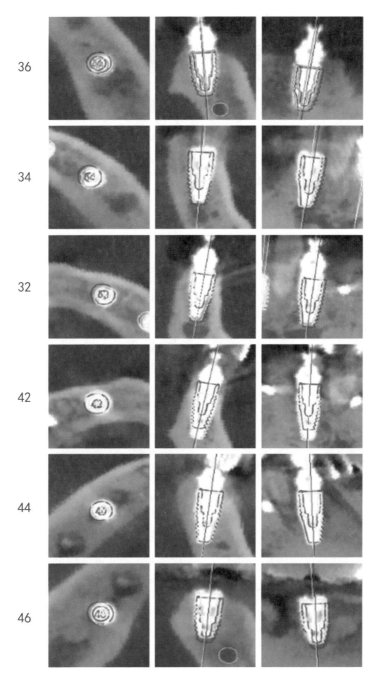

图 4-59　植入种植体与术前虚拟规划种植体位置对比
（自主机器人辅助种植手术下，种植窝洞预备与种植体植入精确地避开了下颌神经管与
拔牙窝，植入种植体与虚拟计划种植体位置匹配度高）

表4-6 自主机器人引导种植手术的精确度分析

评价参数	#32	#34	#36	#42	#44	#46
植入点总偏差（mm）	0.68	0.67	0.52	2.35	0.64	0.89
植入点深度偏差（mm）	0.50	0.56	0.3	2.33	0.48	0.36
植入点横向偏差（mm）	-0.47	-0.37	-0.28	0.28	0.42	-0.81
根尖点总偏差（mm）	0.50	0.51	0.57	2.35	0.46	0.85
根尖点深度偏差（mm）	0.14	0.35	0.49	2.33	0.18	0.22
根尖点横向偏差（mm）	-0.48	-0.37	-0.29	0.33	0.42	-0.82
角度偏差（°）	1.99	1.55	0.73	1.95	1.72	1.05

8. 小结

本病例未发生机器人辅助种植手术相关的不良手术事件。此外，患者在术后未发生感染、种植失败等严重并发症，并获得良好的早期过渡修复效果。患者对过渡性覆盖义齿的美观性及功能恢复表示满意。

无牙颌种植修复的效果往往取决于基于种植手术的跨学科计划，为了实现可预测、成功的个性化种植体支持式修复结构，种植体的最佳三维定位是至关重要的。在自主机器人辅助种植手术中，将术前虚拟计划精准地转移至手术程序中，这可以有效规避附加骨增量手术相关的手术创伤，减少生物与技术并发症，确保种植体稳定性并加快种植体负载进程。然而，相比于自由手种植与静态计算机辅助种植，自主机器人辅助种植手术的术前准备时间更长，包括放射导板和固位导板的制作、固位钉及种植体植入位置的虚拟计划、机器人识别用定位器的固定以及机器人软件参数设置与匹配校准等。在日常临床诊疗中，对新兴临床技术的考究不仅局限于临床疗效，治疗周期与时间也是重要的考虑因素。就口腔种植而言，治疗周期包括临床诊断、治疗计划、术前准备和手术治疗程序，而另一个重要因素是种植体负载方案的选择以及后续种植修复体的放置。

在自主机器人／计算机辅助下，精确种植的优势不仅在于种植手术的安全性及微创化，其提供的可预测、技术可靠的临床结果也简化了后续修复体设计与负载程序。相关研究表明，相比于自由手种植，在静态计算机辅助种植治疗程序中，修复体的设计与安装进程更快。在本病例中，机器人辅助种植手术下的高精度种植具有良好的种植体稳定性，这为早期即刻修复创造了便利的条件，而术前虚拟规划种植体最佳位置并转移至临床实践，使"即拔即种"得以实现。基于机器人辅助种植手术的技术可靠性，本病例的治疗程序得以简化，缩短了治疗周期，减少了患者复诊次数。尽管自由手种植体植入的初始成本较低，但计算机辅助种植手术显示出更高的种植体存活率、更少的并发症和相当的长期成本。对于无牙颌病例，多颗牙的机器人辅助种植在手术效率方面的优势尤为显著。

七、机器人辅助上颌牙列缺失治疗："以终为始"的全牙弓机器人种植流程

摘要：无牙颌种植是口腔种植修复最具挑战的治疗之一，临床上常面临着剩余牙槽骨不足、解剖参考点缺如、牙槽骨解剖结构变异等难题。种植体的最佳位置是无牙颌种植修复长期成功的关键因素。结合前期的数字化和机器人种植手术的经验，我们发现实现复杂病例的高精度全流程的数字化诊疗是可能的。在本病例中，患者上颌牙列缺失，唇颊侧骨板凹陷伴上颌后牙区牙槽骨垂直向高度不足，为了提高无牙颌种植的精确度，我们采用自主机器人对上颌无牙颌实行全数字化种植，充分利用剩余骨高度实现精准种植的同时，早期即刻修复义齿的设计与制作也为患者创造了便利。本病例充分阐明了口腔种植自主机器人在无牙颌种植中独特的优势，实现了精准、微创、安全的无牙颌种植。

1. 病例基本情况

主诉：上半口牙缺失数年。

现病史：患者诉数月前上颌牙齿逐渐松动后拔除，自觉影响美观与咀嚼功能，要求种植修复，遂来就诊。

既往史：否认系统性疾病史、重大疾病史及药物食物过敏史。

2. 临床检查

口外检查：面下 1/3 高度正常，面部软组织轻度塌陷，鼻唇沟明显，双侧𬌗面部基本对称，无明显肿胀或擦伤，无张口受限、张口偏斜以及颞下颌关节弹响（图 4-60）。

口内检查：上颌牙列缺失，缺牙间隙船龈距离尚可，牙龈未见明显异常，唇颊侧骨板可见轻度凹陷。下颌牙列缺损，#37、#47 缺失，剩余天然牙牙体、牙周情况良好（图 4-60）。

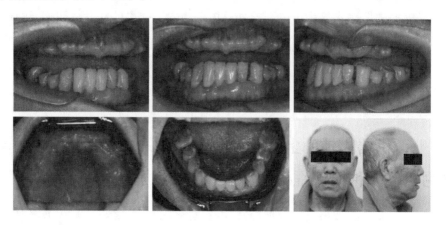

图 4-60　初诊临床检查：口腔及颌面部照片

3. 影像学检查

上颌前牙区剩余牙槽骨高度为 8~15 mm，宽度为 6~7 mm，唇侧骨板轻度凹陷；右侧上颌后牙区剩余牙槽骨高度为 2~9 mm，宽度为 7~9 mm，未见上颌窦窦底黏膜增生、炎症、囊肿影像；左侧上颌后牙区剩余牙槽骨高度为 5~15 mm，宽度为 6~9 mm，未见上颌窦窦底黏膜增生、炎症、囊肿影像。

4. 诊断

上颌牙列缺失。

5. 治疗计划

#11、#13、#14、#17、#22、#24、#26 机器人辅助下行种植手术。

术前设计并制作即刻过渡义齿；最终以种植覆盖义齿修复上颌无牙颌。

6. 治疗过程

术前准备及手术设计：传统印模方式制取上下颌印模，灌制石膏模型，对原活动义齿以及上下颌石膏模型进行仓扫（图 4-61）。

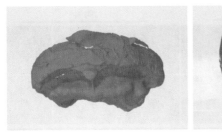
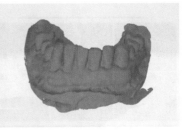

图 4-61　上下颌石膏模型仓扫

术前拍摄 CBCT，将 CBCT 图像导出为 DICOM 格式，传输至 3shape 系统，制作上颌个性化固位导板以及即刻修复义齿支架（图 4-62）。

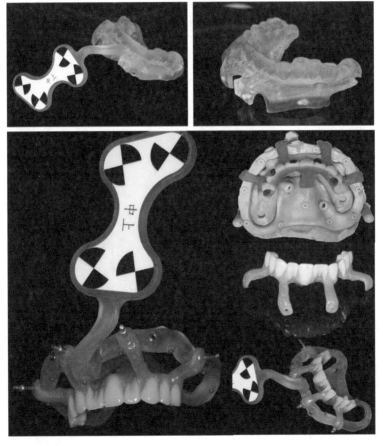

图 4-62　上颌个性化固位导板以及即刻修复义齿支架

在系统软件上虚拟设计导板固位钉、种植体位置。确定种植方案后，按要求完成机器人识别用定位器，咬合引导导板以及完成临时牙的制作（图 4-63）。

颊侧　　　　　　　　　　　腭侧

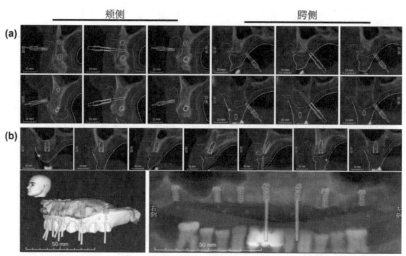

图 4-63　虚拟设计固位钉（a）、种植体位置（b）

种植手术之前，患者在局麻下戴入机器人识别用定位器和咬合引导导板，植入固位钉固定。患者拍摄 CBCT，将 CBCT 扫描结果输出为 DICOM 格式导入自主机器人系统软件，在系统软件中对定位器进行识别和记录。最后，根据术前的虚拟手术计划，在操作系统中确认目标种植体位置，设置种植体型号、种植体规格及备洞顺序等参数（图 4-64）。

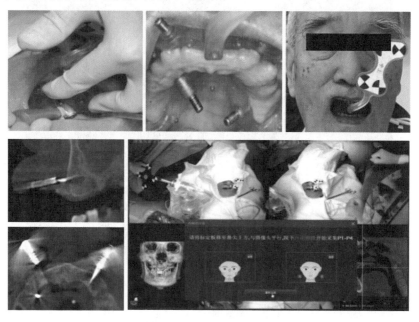

图 4-64　术前机器人识别定位器的佩戴与系统匹配追踪

手术操作：阿替卡因局部麻醉下采用不翻瓣技术，外科医生将机器人的机械臂移动至术区附近，系统自动进行校准，根据手术计划，由机械臂自动完成窝洞预备，医生实时监测系统反馈的钻孔数据（如深度、方向、扭力），并勘察实际钻孔位置。种植手术机器人辅助下的备洞程序如下（图4-65）：

本病例上颌种植行非翻瓣手术。

（1）#13、#14、#17、#26：三棱钻（d = 2.0 mm）预备至 4 mm 深度，扩孔钻（d = 2.5/3.1/3.7 mm）逐级预备至 9 mm 深度，探查种植窝洞，确认骨壁完整，机器人辅助下植入 Astra EV 系统种植体（4.2 mm×9 mm）。

（2）#23、#24：三棱钻（d=2.0mm）预备至5mm深度，扩孔钻（d=2.5/3.1/3.7mm）逐级预备至 11mm 深度，探查种植窝洞，确认骨壁完整，机器人辅助下植入 Astra EV 系统种植体（4.2mm×11mm）。

（3）#11：三棱钻（d = 2.0 mm）预备至 5 mm 深度，扩孔钻（d = 2.5/3.1 mm）逐级预备至 11 mm 深度，探查种植窝洞，确认骨壁完整，机器人辅助下植入 Astra EV 系统种植体（3.6 mm × 11 mm）。

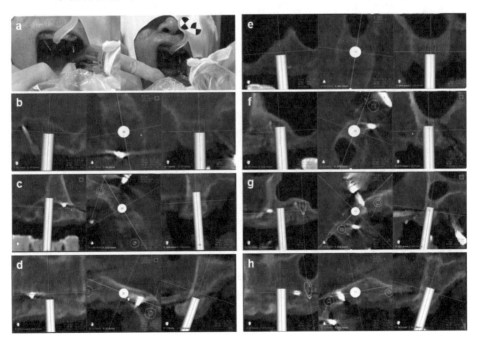

图 4-65 手术阶段

（a. 机器人辅助下种植手术；b~d. #26、#24、#24 机器人辅助下窝洞预备；e~h. #17、#14、#13、#11 机器人辅助下窝洞预备）

　　利用术前制作的即刻修复义齿支架，在种植手术后对种植体位置、方向、软组织轮廓以及咬合关系进行即刻记录，制作过渡性覆盖义齿（图4-66）。佩戴过渡性覆盖义齿，义齿边缘密合，咬合关系良好，患者对临时修复效果满意（图4-67）。

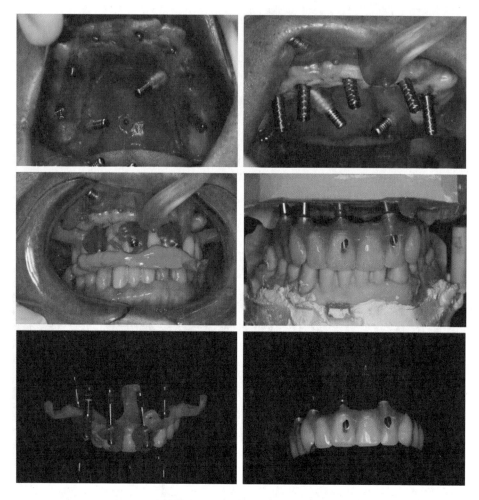

图4-66　种植术后即刻转移制作过渡性覆盖义齿

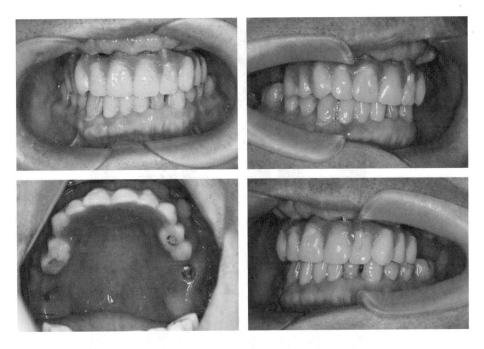

图 4-67 过渡性覆盖义齿佩戴, 口内照

7. 术后精确度分析

患者术后行 CBCT 检查, 将术前虚拟和术后 DICOM 文件上传到手术验证软件 (Remebot, 北京), 合并两个 DICOM 文件, 对虚拟手术计划的种植体位置与实际放置种植体位置的叠加图像进行配准分析。基于虚拟计划和实际植入的种植体的中轴线, 精度数据显示以毫米 (mm) 为单位的距离偏差, 测量植入点 (冠方) 偏差、根尖点偏差以及角度偏差。如图 4-68 所示, 种植体虚拟计划的位置与实际植入的种植体位置显示出较高的匹配性, 种植体植入点 (冠方) 偏差、根尖点偏差以及角度偏差均控制在临床安全范围内 (表 4-7), 这提示了机器人辅助上颌无牙颌种植手术的高准确性。

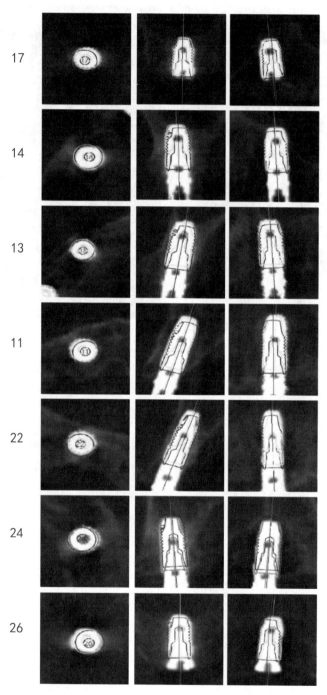

图4-68　自主机器人引导种植手术的精确度匹配图像
（虚拟计划的种植体位置与实际植入的种植体位置显示出较高的匹配性）

表 4-7　自主机器人引导种植手术的精确度分析

评价参数	11	13	14	17	22	24	26
植入点总偏差（mm）	0.83	0.75	0.72	0.57	0.71	0.75	0.56
植入点深度偏差（mm）	0.76	0.71	0.69	0.49	0.69	-0.69	0.35
植入点横向偏差（mm）	0.32	0.23	0.20	0.30	0.17	0.28	0.43
根尖点总偏差（mm）	0.96	0.76	0.78	0.67	0.81	0.72	0.63
根尖点深度偏差（mm）	0.76	0.71	0.69	0.49	0.68	-0.70	0.35
根尖点横向偏差（mm）	0.60	0.28	0.37	0.46	0.44	0.20	0.52
角度偏差（°）	1.54	0.41	1.12	1.07	1.65	1.04	0.54

8. 小结

本病例未发生机器人辅助种植手术相关的不良手术事件。此外，患者在术后未发生感染、种植失败等严重并发症，并获得良好的早期过渡修复效果。患者对过渡性覆盖义齿的美观性及功能恢复表示满意。种植体在理想三维位置的准确植入对于种植修复的长期成功是至关重要的，尤其对于无牙颌种植的病例，准确的种植体位置可充分利用剩余牙槽骨，规避骨增量手术的创伤，同时术前计划避开重要解剖结构，精确种植实现了无牙颌种植手术的安全高效化。

随着数字化种植的不断发展，静态/动态计算机辅助种植手术技术成熟，相比于自由手种植，计算机辅助种植手术大大提高了种植精确度，实现了牙科种植的精准化及微创化。然而，近期的一篇综述表明，在静态计算机辅助种植手术精度分析中，无牙颌患者的种植精度较部分缺牙患者的种植精确度显著降低。荟萃分析结果显示，在静态计算机辅助下，牙列完全缺失的种植植入点偏差为 1.3 mm，根尖点偏差为 1.5 mm，角度偏差为 3.3°，而牙列部分缺失的种植植入点偏差为 0.9 mm，根尖点偏差为 1.2 mm。一项前瞻性研究表明，对于无牙颌患者而言，静态与动态计算机辅助种植手术的精确度无显著差异，在动态计算机辅助种植手术下，牙列完全缺失的种植植入点偏差为 1.73 mm，根尖点偏差为 1.86 mm，角度偏差为 5.75°。尽管无牙颌患者在静态/动态计算机辅助种植手术下实现了更加精准的种植，但其精确度仍有待提升。相比之下，本病例的无牙颌患者在机器人辅助种植手术下，实现了更为精准的种植，种植体植入点偏差、根尖点偏差以及角度偏差等评价参数均优于静态/动态计算机辅助种植手术。

参考文献

[1] JODA T, DERKSEN W, WITTNEBEN J G, et al. Static computer-aided implant surgery (s-CAIS) analysing patientreported outcome measures (PROMs), economics and surgical complications: A systematic review[J]. Clinical oral implants research,2018, 29(16):359－373.

[2] AMORFINI L, MIGLIORATI M, DRAGO S, et al. Immediately loaded implants in rehabilitation of the maxilla: A two －year randomized clinical trial of guided surgery versus standard procedure[J]. Clinical implant dentistry and related research,2017,19(2):280－295.

[3] POZZI A, TALLARICO M, MARCHETII M, et al. Computer-guided versus free-hand placement of immediately loaded dental implants: one-year post-loading results of a multicentre randomised controlled trial[J]. European journal of oral implantology,2014,7(3):229－242.

[4] JAEMSUWAN S, ARUNJAROENSUK S, KABOOSAYA B, et al. Comparison of the accuracy of implant position among freehand implant placement, static and dynamic computer-assisted implant surgery in fully edentulous patients: a non-randomized prospective study[J]. International journal of oral and maxillofacial surgery,2023,52(2):264-271.

[5] PIMKHAOKHAM A, JIARANUCHART S, KABOOSAYA B, et al. Can computer-assisted implant surgery improve clinical outcomes and reduce the frequency and intensity of complications in implant dentistry? A critical review[J]. Periodontol 2000,2022,90(1):197-223.

[6] SAILER I, KARASAN D, TODOROVIC A, et al. Prosthetic failures in dental implant therapy[J]. Periodontol 2000,2022,88(1):130-144.

[7] TAHMASEB A, WU V, WISMEIJER D, et al. The accura-

cy of static computer-aided implant surgery: A systematic review and meta-analysis[J]. Clinical oral implants research,2018,29:416-435.

[8] RAVIDA A, BAROOTCHI S, TATTAN M, et al. Clinical outcomes and cost effectiveness of computer-guided versus conventional implant-retained hybrid prostheses: A long-term retrospective analysis of treatment protocols[J]. Journal of periodontology,2018,89(9):1015 - 1024.

第五章 口腔种植机器人手术
的现状与展望

一、口腔种植机器人手术的精度分析

自主式口腔种植机器人手术通过预先设计的种植方案，在手术过程中通过机器臂控制钻头深度和方向实现了三维定位，从而提高种植体植入术的精度。本书作者前期研究表明,通过自主式机器人辅助技术为10位单牙缺失患者植入种植体，植入点误差为（0.74±0.29）mm，根尖点误差为（0.73±0.28）mm，平均角度误差为（1.11±0.46）°。研究证实了机器人对角度偏差和轴向误差的控制是实现高精度种植的关键因素。近期研究数据表明，机器人辅助技术为8位无牙颌患者植入49颗种植体，植入点误差为（0.72±0.38）mm,根尖点误差为（0.73±0.38）mm，平均角度误差为（1.33±0.58）°。这些结果表明，机器人辅助种植技术具有较高的精度，有利于提高口腔种植的效率和安全性。

机器人辅助种植体植入术的误差主要包括临床误差、系统误差和数据误差三方面（见图5-1）。具体如下：

1. 采集误差

采集误差主要与数据采集和种植位点有关。

（1）数据采集：在机器人种植手术前，数据采集主要通过CBCT进行。但是，CBCT影像存在误差，误差范围为0.04~0.68 mm，主要由运动伪影、金属伪影以及拍摄参数等因素造成。其中，运动伪影通常是由患者头部移动引起，导致 CBCT 影像失真和质量下降，从而对种植体的定位产生影响。金属伪影则是由患者口内金属修复体引起的影像失真和偏移，影响种植体的精确定位和匹配精度。CBCT 拍摄参数也会影响 CBCT 影像的准确性，包括视野、扫描范围以及体素大小等。为了减少数据误差，医生需要根据个人情况和手术需求合理地调整 CBCT 拍摄参数。具体来说，调整视野大小可减小金属产生的伪影和失真，采用小视野可以提供高质量图像并降低 3D 图像的失真。拍摄体素越小，图像的质量就越高，但具体效果并不一定会提高 CBCT 影像的匹配准确度。因此，医生需要进行仔细的拍摄参数评估和调整，最大程度地减少数据误差，提高口腔种植机器人手术的精度和安全性。

（2）种植位点：种植位点也是患者个体差异的关键影响因素，包括骨面形态和骨质等方面的差异。目前针对机器人种植手术，尤其是针对不同患者骨形态和质量的差异，尚未有标准化的治疗流程，包括钻孔的选择和方法以及钻孔的顺序等。由于不同的钻孔方案会影响手术的准确性，必须对具体情况进行选择和制定。例如，在前牙即刻种植时，自主机器人手臂容易向唇侧滑动，因此建议机器人种植手术创建一个颊腭向的导向槽，以确保机器人具有精确定位的能力。目前，关于骨质对于机器人手术精准性的影响还没有达成一致。然而，我们根据临床经验发现，颌骨骨质密度越大，种植角度的偏差也就越大，初始先锋钻在牙槽骨内的种植入路偏倚就越难以纠正，同时导致无法通过机器臂进行种植体植入，并且也导致种植体产生误差。

2. 机器人误差

特指由机器人种植系统所引起的误差，包括机器臂、光学系统和标定导板。

（1）机器臂：机器臂的误差是由绝对定位误差与随动误差所决定的。绝对定位误差是指机器臂在定位时与目标位置之间的实际误差。例如，机器人手臂可以在百微米级别上限制和确认种植位点的初始位置（机器人手臂的平均精度为 156μm）。此外，随动误差则是指在机器人手术过程中机器臂的姿态偏差和振动等因素引起的误差。针对这些误差，需要通过精准的校准和优化机器人手术协议等方式来减少其影响，以提高机器人种植手术的精度和效果。

（2）光学系统：光学系统误差主要围绕绝对定位和动态识别方面。绝对定位是光学系统的第一个关键环节，相机畸变误差和三维重建误差是影响定位精度的关键因素。动态识别包括跟踪、姿态估计、随动控制等，视野切割误差和点云数据误差是会影响机器人手臂在手术过程中实时跟踪和控制的关键因素。针对光学系统误差，需要采用一系列的校准和优化措施，确保绝对定位和动态识别的精度和准确性，从而提高机器人种植手术的效果和安全性。

（3）标定导板：标定导板误差主要包括标点误差和影像提取误差。标点误差是指在手术前固定标定导板时，标定的位置与患者实际手术位置不一致所引起的误差；而影像提取误差是指从影像中提取出标定导板的精度所导致的误差。这些误差在机器人种植手术中会直接影响手术的精度和准确性。为了减少手术定位件误差的影响，需要采用准确的标点方法和影像处理技术，优化手术定位件的设计和制作，并严格控制操作人员在手术前的操作流程，确保标定导板的位置准确且提取精度高。例如：标定导板在长时间保存过程中，树脂材料可能会出现老化和变形等问题，导致粘在患者身上的位置发生偏差，从而影响手术的精度和准确性。此外，消毒过程中使用的化学物质和温度等因素也可能对标定导板的精度产生影响，需要在消毒方法和流程中加以考虑和控制。同时，在手术过程中需要严格控制施加的力矩，避免手术定位件产生移位、变形等问题，从而提高机器人种植手术的安全性和效果。

3. 数据误差

针对机器人种植手术中的数据误差，主要包括影像融合误差和种植体轮廓误差。影像融合误差是指在将多个影像进行配准时产生的误差，这种误差会直接影响种植精度的识别。为了减少数据误差，需要优化影像融合算法，采用高质量的影像数据和合适的配准方法，以减少配准误差和精确识别患者种植体。种植体轮廓误差主要是指软件对种植体轮廓的识别误差，这种误差会影响手术的精度和准确性的判断。为了减少种植体轮廓误差的影响，需要在软件算法中采用高度精确的算法，针对种植体形状、大小等因素进行适当的优化和调整，以确保软件对种植体轮廓的识别和定位精度。

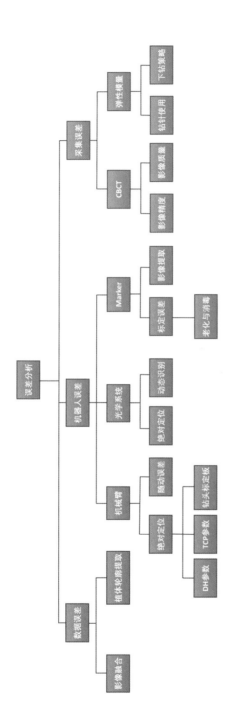

图 5-1　机器人辅助种植体植入术的误差及其影响因素

表 5-1 为 2023 年发表的机器人手术精度研究。

表5-1 2023年发表的机器人手术精度研究

作者	研究设计	研究类型	研究对象	是否植入种植体	平均年龄（岁）	性别（男/女）	种植机器人	数量（例）	颈部偏差/mm	根尖偏差/mm	角度偏差（°）
Thu Ya Linn	模型实验	非RCT	部分缺牙树脂下颌模型	否	—	—	自主研发（EPED, Inc）	76（38机器人种植，38人工种植）	0.58±0.36	0.99±0.56	3.78±1.97
Changjian Li	模型研究	非RCT	3D打印模型	是	—	1/0	瑞医博	30（颧骨种植体组10，牙槽骨种植体组20）	颧骨种植体 0.80±0.25 牙槽骨种植体 0.86±0.32	颧骨种植体 0.78±0.34 牙槽骨种植体 0.81±0.24	颧骨种植体 1.33±0.41 牙槽骨种植体 1.71±0.71
	临床研究	非RCT	患者	是	45			1患者，2颧骨种植体，10牙槽骨种植体	1.10	0.83	1.46
Zhiwen Li	临床研究	非RCT	患者	是	61	0/1	未报道	1患者，2种植体	第二前磨牙 0.26 第一磨牙 0.32	第二前磨牙 0.28 第一磨牙 0.44	第二前磨牙 0.40 第一磨牙 1.16
Jianping Chen	模型研究	RCT	无牙颌模型	是	—	—	THETA	20（10机器人，10动态导航系统）	0.58±0.31	0.69±0.28	1.08±0.66
Wei Chen	临床研究	非RCT	患者	是	47.2	16/12	柳叶刀dencore	28患者，31种植体	0.53±0.23	0.53±0.24	2.81±1.13
Yaoyu Zhao	模型研究	非RCT	无牙下颌模型	是	—	—	Dcarer DentRobot	24模型，96种植体	3个配准点 0.73±0.38 4个配准点 0.73±0.38	3个配准点 0.80±0.37 4个配准点 0.79±0.38	3个配准点 1.49±0.85 4个配准点 1.40±0.80

续表

作者	研究设计	研究类型	研究对象	是否植入种植体	平均年龄（岁）	性别（男/女）	种植机器人	数量（例）	颈部偏差/mm	根尖偏差/mm	角度偏差/（°）
Jinyan Chen	模型研究	RCT	部分无牙颌上颌模型	是	—	—	瑞医博	80种植体，40模型（20机器人，20导航系统）	5个配准点 0.56±0.29；6个配准点 0.53±0.19	5个配准点 0.64±0.30；6个配准点 0.59±0.2	5个配准点 1.52±0.92；6个配准点 1.42±0.73
Shasha Jia	临床研究	非RCT	患者	是	未报告	24/15	雅客智慧	39患者（20ADIR，19sCAIS）60种植体（30ADIR，30sCAIS）	0.86±0.36；0.43±0.18	0.77±0.34；0.56±0.18	1.94±0.66；1.48±0.59
M. Olivetto	临床研究	非RCT	患者	是	69	0/1	ROSA	1患者，4颗骨种植体	平均向量误差1.78（范围0.52~4.70）		
Shi-Chong Qiao	模型研究	非RCT	模型	是	—	—	朗月	9模型，36种植体	无锁紧结构的配准手机 0.50±0.20；带锁紧结构的配准手机 0.39±0.10；带锁紧结构的灭菌手机 0.37±0.14	无锁紧结构的配准手机 0.52±0.21；带锁紧结构的配准手机 0.41±0.09；带锁紧结构的灭菌手机 0.44±0.17	无锁紧结构的配准手机 0.72±0.19；带锁紧结构的配准手机 0.73±0.13；带锁紧结构的灭菌手机 0.75±0.29
Shi-Chong Qiao	临床研究	非RCT	患者	是	46.7	15/6		21患者28种植体	0.53±0.17	0.56±0.13	0.79±0.23

二、口腔种植机器人手术的常见问题和解决方法

口腔种植机器人在手术过程中可能会遇到一些常见问题，以下是其中几个问题及其解决方法。

1. 数据采集问题

机器人导航下的种植术是由机械臂将种植体植入术前设计的种植位点中的技术。术前设计的植入位点与最终的植入位点之间的误差是直接影响种植效果的关键因素，也是种植手术不容忽视的一个难点，故应重点强调技术实施阶段的误差测量、误差原因分析、制定风险预案，对各类误差原因进行归纳总结，精益求精，制定严格的临床操作指南，实现误差最小化。解决方法包括确保设备的准确性和稳定性，进行适当的校准和校验，以及培训医疗团队正确使用数据采集设备。

2. 手术计划冲突

口腔种植机器人的手术规划可能与患者的个体差异或特殊情况发生冲突，从而可能涉及相关骨质情况、周围组织解剖结构或其他口腔病理因素。

（1）骨密度不均匀：口腔患者的骨质密度可能在不同区域存在差异，这可能影响种植体的稳固性。

解决方法包括：在手术前进行全面的骨质分析和评估，确定骨密度不均匀的区域；根据骨密度的分布，选择适当的种植体形状和大小，以提供更好的稳定性；在种植过程中，医疗团队应密切注意植入力的控制，确保种植体的牢固植入。解决方法包括综合分析患者的口腔状况、影像学资料和临床评估，与医疗团队共同制订适合患者的个体化手术计划。

（2）周围组织解剖结构损伤风险：在种植手术中，误伤牙槽神经和血管是最有可能发生的风险，并且导致术后感觉异常或出血。

解决方法包括：通过详细的图像分析和规划，确定牙槽神经和血管的准确位置，避开这些重要结构。使用先进的传感器和引导系统，实时监测种植过程中的解剖结构位置，避免损伤风险。医疗团队应具备良好的解剖知识和手术经验，

以便在出现意外情况时能够及时采取适当的措施。

3. 机器人操作失误

在机器人辅助手术当中的对患者带来的额外的伤害是我们必须要注意以及防止发生的。由于机器人设备的介入，原有诊疗模式由"医—患"模式变成"医—患—机器人"模式，信息传输链条也相应增加。尽管口腔种植机器人具有高精度和准确性，但如果没有完善的术前沟通和规划、术中医生的熟练操作和及时判断、患者的彻底信任和配合以及工程师的积极配合，有可能出现新的风险。这其中包括：机器的宕机、患者体位的突然变化、误吞误吸、手术操作时间过长等相关问题。这些可能是由于设备故障、经验不足、误差累积或其他技术因素导致的。

解决方法包括：规范和熟悉种植机器人操作使用流程；人员上岗前经过系统培训，能熟练操作和运用手术机器人，规避因为操作不当而带来误伤；执行手术临床医生的规范化培训和定期考核，并对所有手术进行术前模拟；进行严格的设备维护和质量控制，持续监测和校正机器人的操作准确性。

4. 并发症处理

口腔种植机器人手术后可能会出现并发症，如出血、感染或神经损伤等。

解决方法包括：培训医疗团队以迅速识别并处理并发症，操作医生手术当中密切观察，反复验证。一旦在术中发现与术前设计不匹配，仍可通过及时调整手术方案和位置，必要时可以中断机器人手术操作，改为采取常规自由手操作，将不会对患者造成额外创伤。建立适当的急救和紧急情况处理流程，并与患者进行充分的术前沟通和教育，以提高他们对可能并发症的认识和建立合理的期望。

5. 术前、术后的护理管理

机器人手术需要在术前进行模拟，同时和患者积极沟通，告知患者配合方式。同时与护理团队以及工程师积极配合，完善术前准备，考虑可能出现的问题和难点，并且给机器人增加紧急止停装置。术中密切观察，与患者保持沟通，避免患者出现体位的突然变化，同时做好保护措施，必要时可以中断机器人手术操作，改为采取常规自由手操作。口腔种植机器人手术后建立完善的术后管理计划。予全身抗菌药物治疗，预防术后感染风险。患者需要得到适当的术后管理和护理，包括术后定期随访、口腔卫生指导、饮食建议等，另外与患者进行沟通和教育，确保患者能够正确理解和遵守。

总体而言，种植机器人手术可以获得增加种植体植入精确度，尤其在复杂病例中能发挥出其优势，使疑难手术更加微创、精准与高效，实现手术的高度可预期性。

三、口腔种植机器人手术面临的挑战与困难

1. 机器人手术在口腔种植领域应用的挑战

目前，机器人手术在口腔种植领域的挑战主要可以归纳为以下五点：

（1）缺乏足够的循证医学依据。当前，机器人手术技术在口腔种植领域的应用还相对较少，缺乏足够的循证医学数据支持，缺乏规范和统一的操作指南，因此需要大量的临床实践和研究来累积更多的医学数据，以确保机器人手术在口腔种植领域的安全性和有效性。

（2）功能单一且成本较高。机器人手术设备的功能较为单一且成本较高，主要用于种植体植入术，但技术与设备成本较高，限制了其普及与推广。此外，在机器人系统选型和设备配置方面也较为复杂，需要综合考虑技术水平、资金实力、市场需求等多种因素，以确保设备投资和使用的合理性和可持续性。

（3）缺乏标准的临床操作流程。目前机器人手术在口腔种植领域缺乏标准的临床操作流程，需要建立更加系统和规范的手术流程和标准，以确保手术精度和安全性的稳定；需要建立合理的患者选择标准、手术前准备、手术过程中控制等操作流程，从而最大程度地保障机器人手术的质量和效果。

（4）操作人员专业技能要求高。虽然机器人手术采用自动化和智能化的操作方法，但是操作人员对于机器人辅助手术的效果和安全性至关重要。机器人手术需要有专门的技术人员进行操作和维护。如果操作人员缺乏必要的技术培训和实践经验，可能会影响手术质量和患者安全。

（5）机器人系统需要进一步完善及优化。目前机器人辅助技术在图像处理、控制系统、机器人臂灵活度等方面仍需改善，以提高人机交互和手术的精确性。此外，还需要进一步优化机器人手术设备的性能和功能，以满足更多口腔种植手术的需求。

因此，为了克服以上挑战，需要进一步深入研究和开发机器人手术在口腔种植领域的应用，探索更加优化的技术和流程，并确保机器人手术的安全性和有效性。我们有理由相信，借助机器人手术的智能化和自动化辅助，口腔种植机器人手术将不断取得新的突破和成功。

2. 口腔种植机器人手术在其他方面面临的挑战

口腔种植机器人手术在其他方面面临的挑战，主要包括（图5-2）：

首先，医学伦理方面的挑战。机器人手术的发展和应用为医学发展带来了新的可能性和潜力，但同时也带来了一系列伦理和道德问题。例如，机器人手术是否会取代传统手术形式，人机交互是否导致医生技能退化等，都是需要认真探索和研究的问题。

其次，医疗管理方面的挑战。口腔种植机器人手术需要建立科学的质量控制和风险管理机制，以确保操作安全和手术效果，并提高医疗服务的可持续性。例如，建立机器人手术的操作流程和标准、制定手术风险评估方法、建立事故处理和纠纷解决机制等都是需要重视的问题。

第三，医疗市场方面的挑战。尽管口腔种植机器人手术具有很大的发展前景和市场需求，但其仍受到限制，主要是由于设备成本高、技术水平认知度不一和相关法律条款的缺失等原因所致。因此，需要加强市场调研，制定科学的定价策略，提高机器人手术的推广力度，并建立相关的宣传和推广机制。

最后，法规与政策方面的挑战。目前口腔种植机器人手术相关的法律条款和规定尚不完善，缺乏明确的法律界定和规范。例如，在医疗事故发生时，责任难以明确界定。因此，需要进一步完善相关法律条款，明确机器人手术中各方的责任和义务，以保障患者和医生的权益。

综上所述，这些挑战都是口腔种植机器人手术发展过程中需要面对和解决的问题。只有充分认识到这些挑战，并积极探索和创新，才能推动口腔种植机器人手术的发展和应用，为患者和医生提供更加高效、精准和安全的医疗服务。

为了应对这些挑战，需要在技术创新和临床研究方面加大投入，同时也

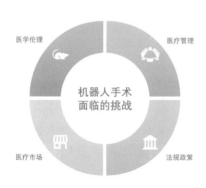

图5-2　机器人手术所面临挑战

需要建立相应的医学伦理和完善相关法律条款，提高操作人员的技能水平，这些努力都将推进机器人手术在口腔医疗领域的发展。政府部门可以加强对机器人手术的监管和规范管理，推动政策支持和资金投入，以提高机器人手术的可行性和推广力度，这将为机器人手术的规范化、普及化和商业化奠定基础。

四、口腔种植机器人手术带来的机遇与变革

口腔种植机器人手术的出现为口腔医学领域带来了拓展应用领域、推动科技创新和开拓商业市场三方面的巨大机遇与变革。

1. 拓展机器人手术在口腔医学的应用

机器人手术在口腔医学领域中具有广泛的临床应用，可以实现高精度、微创的手术治疗，尤其适用于一些口腔颌面外科手术，例如牙槽外科、正颌手术等。机器人手术具有更高的精度和稳定性，可以显著降低手术的难度和风险，提高手术的成功率和患者的术后恢复速度。此外，机器人手术还可以提供多项数据和信息支持（如远程治疗），可以推动口腔手术领域的创新和发展。因此，在口腔医学领域中，机器人手术的临床应用具有广泛的前景和潜力。

2. 推动口腔医学的科技创新

机器人手术的应用需要使用计算机软件、机械臂、传感器等高新技术设备，这些设备的不断优化和革新，可以推动数字化口腔重建、计算机辅助设计、智能控制和人工智能等领域的发展。此外，机器人手术还涉及到机器人视觉和手势识别、语音识别和自然交互等领域，不断推动着人工智能和机器人技术的发展，并对未来"颠覆性技术"的研发作出了贡献。相信未来，随着技术的不断推陈出新，机器人手术将在口腔医学领域中发挥更加重要的作用。

3. 广阔的市场应用与前景

国家正在加快推进机器人技术在医疗卫生领域的应用和发展。通过机器人技术在手术、诊断、康复等方面的应用，提高医疗卫生服务的质量和效率。针

对口腔医学领域的学科发展，主要包括：①促进机器人技术在医疗卫生领域的应用。鼓励推广机器人技术在手术、诊断、康复等医疗卫生领域的应用，提高口腔医疗卫生服务质量和效率。②加强人才培养。加强医学、工程等交叉学科的人才培养，培养具备机器人技术和医学知识背景的人才。③支持口腔机器人研发和产业化。支持机器人研发和产业化，打造一批优秀的机器人制造企业和产品，提高我国机器人在口腔医疗领域的市场竞争力。④推动口腔机器人与口腔医疗健康服务融合。建立机器人与医疗健康服务的联合研究平台，提高机器人技术在口腔医疗卫生领域的应用水平。

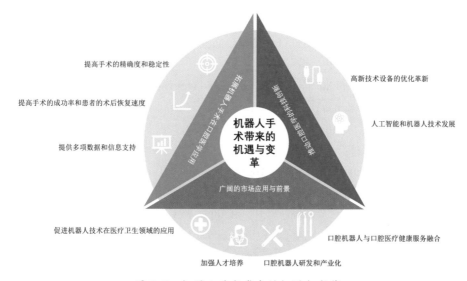

图5-3　机器人手术带来的机遇与变革

　　综上所述，机器人辅助种植体植入术为口腔医学领域带来了广泛的临床应用、科技发展和国家产业等机遇。目前，我国正处于"互联网+"时代背景下，医疗信息化、智能化、数字化等需求日益增长，相信机器人技术将会更加成熟和普及，为口腔医学领域带来更多的创新和变革（·图5-3）。

五、口腔种植机器人手术未来展望

　　"知行合一，方能臻于至善"，意为只有将所学知识转化为实践行动，才能达到最高的境界和价值。对于口腔种植机器人手术的发展与未来，我们需要将科技创新和医学实践结合起来，以应对临床应用、循证医学、伦理道德、医疗管理、法规和市场等方面的挑战。医学从未停止过探索和创新的步伐，我们需要跟上这个变化的步伐，为人类健康贡献自己的智慧和力量。唯有保持开放的态度，以睿智的眼光看待当前矛盾，才能推动科技创新与医学发展的融合。

参考文献

[1] WU Y, WANG F, FAN S, et al. Robotics in Dental Implantology[J]. Oral and maxillofacial surgery clinics of north america, 2019, 31(3):513.

[2] TAO B, FENG Y, FAN X, et al. Accuracy of dental implant surgery using dynamic navigation and robotic systems: An in vitro study [J]. Journal of dentistry, 2022, 123:104-170.

[3] YANG S, CHEN J, LI A, et al. Accuracy of autonomous robotic surgery for single-tooth implant placement: A case series[J]. Journal of dentistry, 2023:132.

[4] FOKAS G, VAUGHN V M, SCARFE W C, et al. Accuracy of linear measurements on CBCT images related to presurgical implant treatment planning: A systematic review[J]. Clinical oral implants research, 2018, 29:393-415.

[5] MORATIN J, BERGER M, RUCKSCHLOSS T, et al. Head motion during cone-beam computed tomography: Analysis of frequency and influence on image quality[J]. Imaging science in dentistry, 2020, 50(3):227-236.

[6] KIM J E, PARK Y B, SHIM J S, et al. The impact of metal artifacts within cone beam computed tomography data on the accuracy of computer-based implant surgery: An in vitro study[J]. International Journal of oral and maxillofacial implants, 2019, 34(3):585-594.

[7] SHOKRI A, JAMALPOUR M R, KHAVID A, et al. Effect of exposure parameters of cone beam computed tomography on metal artifact reduction around the dental implants in various bone den-

sities[J]. BMC medical imaging,2019,19(1):34.

[8] KURSUN-CAKMAK E S, KOCASARAC H D, BAYRAK S, et al. Estimation of contrast-to-noise ratio in CT and CBCT images with varying scan settings in presence of different implant materials[J]. Dentomaxillofacial radioligy,2019,48(8):139.

[9] EL KHOLY K, LAZARIN R, JANNER SFM, et al. Influence of surgical guide support and implant site location on accuracy of static Computer-Assisted Implant Surgery[J]. Clinical oral implants research,2019,30(11):1067-1075.

[10] HWANG K G, PARK C J. Ideal implant positioning in an anterior maxillary extraction socket by creating an apico-palatal guiding slot: a technical note[J]. International journal of oral and maxillofacial implants,2008, 23(1):121-122.

[11] KAN T S, CHENG K J, LIU Y F, et al. Evaluation of a custom-designed human-robot collaboration control system for dental implant robot[J]. The tnternational journal of medical robotics and computer assisted surgery,2022,18(1):e2346.

[12] CECCHETTI F, DI GIROLAMO M, IPPOLITO DG, et al. Computer-guided implant surgery: analysis of dynamic navigation systems and digital accuracy[J]. Journal of biological regulators and homeostatic agents,2020,34(3 Suppl. 1):9-17.

[13] LABADIE R F, DACIS B M, FITZPATRICK J M, et al. Image-guided surgery: what is the accuracy?[J]. Current opinion in otolaryngol and head and neck surgery,2005,12(1):27-31.

[14] SCHNUTENHAUS S, KNIPPER A, WETZEL M, et al. Accuracy of Computer-Assisted dynamic navigation as a function of different intraoral reference systems: an invitro study[J/OL]. International journal of environmental research and public health,2021,18(6):3244.

[15] FATEMITABAR S A, Nikgoo A. Multichannel computed tomography versus cone-beam computed tomography: linear accuracy of in vitro measurements of the maxilla for implant placement[J]. International journal of oral and maxillofacial implants,2010,25(3):499-505.

[16] PETTERSSON A, KOMIYAMA A, HULTIN M, et al. Accuracy of virtually planned and template guided implant surgery on edentate patients[J]. Clinical implant dentistry and related research,2012,14(4):527-537.

[17] MAKINS S R. Artifacts Interfering with Interpretation of Cone Beam Computed Tomography Images[J]. Dental clinics of north America,2014,58(3):485-495.

[18] YANG G, CAMBIAS J, CLEARY K, et al. Medical robotics—Regulatory, ethical, and legal considerations for increasing levels of autonomy[J]. Science Robotics,2017,2(4):8638.

[19] HAN J J, WOO S Y, YI W J, et al. Robot-Assisted maxillary positioning in orthognathic surgery: A feasibility and accuracy evaluation[J/OL]. Journal of clinical medicine,2021,10(12):2596.

[20] WOO S Y, LEE S J, YOO J Y, et al. Autonomous bone reposition around anatomical landmark for robot-assisted orthognathic surgery[J]. Journal of cranio-maxillofacial surgery,2017,45(12):1980-1988.